ライフコースの健康心理学

森　和代 監修

石 川 利 江
松 田 与 理 子 編著

晃 洋 書 房

iv

第4章　健康とストレス　　41

1. ストレスとは何か ………………………………… 41
2. ストレスに関する理論 …………………………… 42
3. ストレス対処 ……………………………………… 46
4. ストレスに影響する心理社会的な要因 ………… 47
5. ストレス反応と病気 ……………………………… 51

Column 5　ポジティブ志向 ……………………… 54
Column 6　ストレスチェック …………………… 55
Column 7　メンタルヘルス不調者の家族 ……… 56

第5章　患者の病気対処　　57

1. 生活習慣病と患者の病気対処 …………………… 57
2. 病気の対処と援助 ………………………………… 60
3. 主な生活習慣病と対処 …………………………… 63
4. 生活習慣の改善 …………………………………… 68

Column 8　レジリエンス ………………………… 70
Column 9　マインドフルネス …………………… 71
Column 10　疼痛と健康心理学 ………………… 72

第6章　乳幼児期の健康心理学の実践　　73

1. 乳幼児期の特徴 …………………………………… 73
2. 愛着の形成 ………………………………………… 74
3. 虐　待 ……………………………………………… 76
4. タッチングの重要性 ……………………………… 78
5. 新生児期・乳児期の生活 ………………………… 79
6. 幼児期の生活 ……………………………………… 81

Column 11　発達相談 …………………………… 84
Column 12　子育て支援 ………………………… 85
Column 13　食　育 ……………………………… 86

目　　次

iii

はじめに

第1章　健康心理学とは
I

1. 健康とは ……………………………………………………… I
2. 健康心理学の台頭 ………………………………………… 4
3. 健康心理学の特徴 ………………………………………… 4
4. 主な基礎理論 ……………………………………………… 6

Column 1　動機づけ ……………………………………… 12

第2章　ライフスタイルと健康
13

1. 健康行動とは ……………………………………………… 13
2. 健康行動モデル …………………………………………… 13
3. 健康リスク要因（危険要因） …………………………… 21

Column 2　災害被災者支援 …………………………… 28
Column 3　ワーク・ライフ・バランス ……………… 29
Column 4　月経周期 …………………………………… 30

第3章　健康心理アセスメント
31

1. 健康心理アセスメントの目的 …………………………… 31
2. 観察法 ……………………………………………………… 33
3. 面接法 ……………………………………………………… 34
4. 心理検査法 ………………………………………………… 36
5. 心理生理的アセスメント ………………………………… 38
6. 健康心理アセスメントの将来 …………………………… 40

第9章　成人期の健康心理学の実践　　123

1. 成人期の特徴 …………………………………………………… 123
2. 職業生活 ………………………………………………………… 125
3. 子育て …………………………………………………………… 128
4. 更年期（女性・男性）…………………………………………… 131
5. 人生の再評価と高齢期への移行 ……………………………… 133

Column 22　メンタルヘルス不調者の職場復帰支援 …………… 136
Column 23　障害者のメンタルヘルス ………………………… 137
Column 24　女性の再就職支援 ………………………………… 138
Column 25　不妊と女性の健康 ………………………………… 139

第10章　高齢期の健康心理学の実践　　141

1. 高齢期の特徴 …………………………………………………… 141
2. 役割喪失（定年）………………………………………………… 144
3. 介　護 …………………………………………………………… 146
4. サクセスフル・エイジング …………………………………… 147
5. 終　末 …………………………………………………………… 148

Column 26　地域支援と高齢者 ………………………………… 150
Column 27　認知症高齢者の支援 ……………………………… 151
Column 28　高齢者とコーチング心理学 ……………………… 152
Column 29　高齢者のアルコール依存症 ……………………… 153

引 用 文 献　（155）
索　　　引　（173）

目　　次　v

第7章　児童期の健康心理学の実践　　87

1. 児童期の特徴 …………………………………………………… 87
2. 集団への適応 …………………………………………………… 88
3. 社会的スキル …………………………………………………… 89
4. 児童期・不登校 ………………………………………………… 90
5. 児童期・いじめ ………………………………………………… 93
6. 自尊感情（自己肯定感） ……………………………………… 97

Column 14　子どもの身体活動 ……………………………… 99
Column 15　子どもの貧困 …………………………………… 100
Column 16　障害児の親支援 ………………………………… 101
Column 17　スクールカウンセリング …………………… 102

第8章　青年期の健康心理学の実践　　103

1. 青年期の特徴 ………………………………………………… 103
2. 性行動 ………………………………………………………… 105
3. ネット上のいじめとネット依存 ………………………… 108
4. 不慮の事故 …………………………………………………… 110
5. 薬　物 ………………………………………………………… 113

Column 18　いのちの教育 …………………………………… 118
Column 19　中学生を対象とした社会的スキル訓練の活用 ………… 119
Column 20　成人形成期 ……………………………………… 120
Column 21　若者とギャンブル依存 ……………………… 121

情報化、グローバル化が進む一方で、人間関係の密度が希薄化する傾向のある現代社会でのストレスフルな生活は、疲弊を起こす状況に陥りやすい。ストレスへの対処や、ライフスタイルの調整は、健康心理学における重要なテーマの一つといえる。本書が自分自身や周囲の人々の健康状態にアンテナを張って、気づきを促進し、問題が深刻化する前にセルフケアを行うことができるようになる手がかりの一助となることを望む。

　また、本書での学びを導入として、興味関心の種がまかれ、健康心理学をさらに深く学び続ける読者が増加することを期待している。

　2017年3月

編 者 一 同

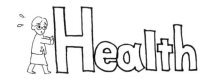

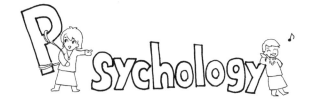

は じ め に

　応用心理学としての健康心理学は、アメリカ心理学会に健康心理学部門が 1978 年に設置され、新たな学問領域として紹介されて以来、隣接領域と連携をとりつつ心身の健康に関わる多様な知見を蓄積してきた。学術雑誌 Health Psychology は 2016 年には 35 巻に達している。日本の学術雑誌、健康心理学研究は 1988 年に創刊号が刊行された。創刊号では初代理事長の本明寛氏の創刊の辞の他に、健康心理学──伝統的なものの更新、Health Psychology とは何か──その成立過程と研究領域の 2 つの論文が掲載され、健康心理学が紹介されて以来 29 巻になる。

　健康心理学は心身の健康の維持増進を図り、日々の暮らしの質を向上させる役割を果たす内容を豊かに含む。あらゆる年代・文化の、さまざまな立場や役割をもつ人々にとって役立つ、身近な学問領域であるといえる。しかし心理学の領域としては後発であるため、心理学系の学びを提供する教育機関においても、科目が設置されていない場合も少なくない。健康心理学について知らない人は数多く、健康心理学に関する情報はまだ社会に周知されているとは言い難い現状といえる。少子高齢社会において個人が心身ともに健康であることは、個人にとっての利益であるだけでなく、社会全体にとっても活気や希望をもたらし医療費が削減される経済効果を期待できる重要な課題ということができる。

　健康心理学に関わる研究活動に長年携わり、2000 年以降は教育活動にも力を入れて研究者の育成を行ってきた編者らは、15 年以上経過した教育活動の節目を機に、健康心理学への興味関心をさらに喚起するために、本書を企画し出版するに至った。本書の前半では、健康心理学のアウトラインを提示した上で後半は、健康課題が発達期に応じて異なることに焦点をあて、発達を軸として健康心理学を概説し、初学者にも分かり易いテキストとなるよう構成されている。興味関心や理解の視点を広げるために、一部を除いて、章ごとに関連のコラムを設けている。

第1章

健康心理学とは

1. 健康とは

　人は誰でも健康でありたいと願っているだろう。しかし、常に自身の健康状態にアンテナを張っている人は少なく、多くの人は何らかの不調を感じることによって、はじめて健康状態を意識し、対応を考える。

　1948年に発効したWHO（世界保健機関）憲章の前文の中にある「健康」の定義では、「健康とは、病気でないとか、弱っていないということではなく、肉体的にも、精神的にも、そして社会的にも、すべてが満たされた状態にあること（日本WHO協会訳）」と記されている。WHOでは、基本的人権の一つとしての健康づくりのために、1986年にオタワ憲章が作成された。オタワ憲章では、平和・住居・教育・食糧・収入・安定した環境・持続可能な資源・社会的公正と公平などの社会的要因が健康の前提条件として示された。そして健康づくりに向けて、保健政策の制定・支援環境の整備・地域活動の強化・個人スキルの開発・医療の再設定の5つの活動領域が確認された。

　健康状態を阻害する疾病構造は、時代とともに変化している。1950年くらいまでは結核などの感染症が死因の1位を占めており、環境衛生の普及が、健康の維持に重要な課題であった。その後、感染症は、新型インフルエンザなど世界的流行をもたらす健康危機の要因となっているものの、悪性新生物や心疾患など、個人の生活習慣と深く関連する疾患が死因の上位を占めるようになった（図1-1）。

　また、高度に情報化され、さまざまな事態への対応のスピードが早くなるとともに、非人間化の傾向が強くなっている現代社会においては、適応困難となり息

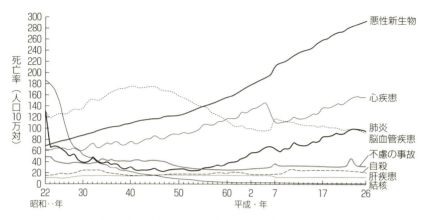

図 1-1　主な死因別にみた死亡率の年次推移

注：1）　平成 6・7 年の心疾患の低下は、死亡診断書（死体検案書）（平成 7 年 1 月施行）において「死亡の原因欄には、疾患の終末期の状態としての心不全、呼吸不全等は書かないでください」という注意書きの施行前からの周知の影響によるものと考えられる。
　　2）　平成 7 年の脳血管疾患の上昇の主な要因は、ICD-10（平成 7 年 1 月適用）による原死因選択ルールの明確化によるものと考えられる。
出典：厚生労働省（2015）.

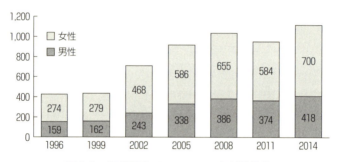

図 1-2　気分障害（含躁うつ病）患者数推移

注：単位千人。2011 は石巻・気仙沼・福島県を除く。
出典：各年 10 月。厚生労働省 患者調査より作成。

苦しさを感じてメンタルヘルス不調に陥る人も多く、主たるメンタル不調の気分障害患者数は、増加している（図 1-2）。
　WHO では、死が早まることで失われた生命年数と健康でない状態で生活することにより失われている生命年数を合わせた時間換算の指標として DALY（Disability-Adjusted Life Year：障害調整生命年）を示している。

DALYは、死亡によって失われた年数（YLL：寿命ロス）と非健康によって失われた年数（YLD：健康ロス）で構成されている。OECDのDALY値総数に占めるシェアの割合が大きい病気・障害は、悪性新生物（全部位）(13.2%)、気分障害(9.7%)、虚血性心疾患(6.3%)であることが示されている（WHO, 2004）。健康状態を検討する際には、QOL (Quality of Life：生活の質) についても視野に入れる必要があるといえる。

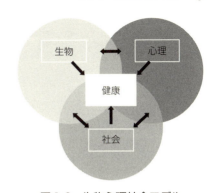

図1-3　生物心理社会モデル
出典：Engel (1977).

　これらを考慮することにより、健康に対する取り組みが変化した。従来は身体的・生物学的側面に注目して、外的な単一要因で病気が起こり、健康が失われると捉える生物医学モデルとしての健康の考え方であった。それに対して、病気、健康、健康支援を組織的に理解するために、細菌や毒素などによる生物的（身体的）要因のみでなく、認知や情動など自己統制や情緒的混乱といった健康に影響をおよぼす可能性のある心理的要因、文化、貧困、社会経済階級、宗教、役割などの社会的要因およびそれら複数の要因の相互作用によって健康は阻害されると考えて、健康の維持増進を複合的に捉える生物心理社会モデル（Engel, 1977）の枠組みが重視されるようになった（図1-3）。

　日本では、健康づくりに向けた具体的な施策として、2012年に告示された「健康日本21（第二次）」が推進されている。10年後の人口動態を見据えて、① 健康寿命の延伸と健康格差の縮小、② 主要な生活習慣病の発症予防と重症化予防、③ 社会生活を営むために必要な機能の維持及び向上、④ 健康を支え、守るための社会環境の整備、⑤ 栄養・食生活、身体活動と運動、休養、飲酒、喫煙及び歯・口腔の健康に関する生活習慣及び社会環境の改善、を目標としている。各自治体及び団体は、目標達成を目指し成果を検証して努力を重ねている。

2. 健康心理学の台頭

　健康の維持・増進については、従来、身体的健康に焦点が当てられ、医学、保健学、公衆衛生学、栄養学、体育、薬学など医療系の学問分野で、研究や実践が推進されてきた。

　健康の定義に示されている心理、社会的な側面も含めた総合的な健康についての検討への関心が高まり、APA（American Psychological Association：アメリカ心理学会）の第 38 部門として、1978 年に健康心理学の研究部会が発足した。健康心理学部門では、心理的知識と健康や病気に関する生物医学的情報の統合の推進を目指している。ヨーロッパでは 1986 年にオランダで専門家会議が行われた後、EHPS（European Health Psychology Society：ヨーロッパ健康心理学会）が結成され、1988 年からヨーロッパ各地での年次会議が開催されている。EHPS はヨーロッパ国際応用心理学会等の他、国連公衆情報局（DPI / NGO）とも連携し、学際的な特色を明確に示している。日本でも、1988 年に、日本健康心理学会が設立され、1988 年以降毎年日本各地で年次大会が行われており、研究が蓄積されている。

　健康心理学は、近代心理学の中では比較的遅いスタートといえる。したがって他の心理学分野と比較すると、認知度は高いといえない。しかし、身体的・心理的・社会的側面の相互作用として総合的、学際的に健康課題を検討することは、健康でありたいと願う人々のニーズを実現すべく、課題解決や QOL の向上を目指す意義は大きく、医療費抑制に取り組む政治課題の解決においても注目を集めており、個人的・社会的両側面から今後さらに推進されると期待できる。

3. 健康心理学の特徴

　健康心理学は、心身一如の考え方（心と身体はお互いに強く影響しあう一体のものであるという考え方）を背景として、健康や病気のさまざまな関連要因の影響を総合的に研究する、応用心理学の一領域といえる。研究目的は、健康上不調がある人を援助するだけでなく、さまざまな年齢やニーズや役割をもつすべての人の健康に関する経験や行動が、より健康的になるように変えて、QOL の向上をもたら

すことにある。

　日本健康心理学会では、「健康心理学とは、健康の維持と増進、疾病の予防と治療などについての原因と対処の心理学的な究明、及び健康教育やヘルスケアシステム、健康政策の構築などに対する心理学からの貢献をめざす学問である。」と定義している。

　社会心理学、学習心理学をはじめとする心理学の他領域や、医療・看護・保健・公衆衛生・教育・体育・スポーツ・栄養・社会福祉・生命倫理など健康を扱う関連領域と連携を進め、基礎研究、臨床研究、介入研究、健康教育プログラムの提案を推進している。

　健康心理学の中心的な研究テーマは、① 健康の維持と増進、② 病気の予防と治療、③ 健康や病気の原因の診断、④ ヘルスケアシステムや健康政策の分析と改善、４つの視点とされている（Matarazzo, 1980）。① 健康の維持と増進は、喫煙、飲酒など健康阻害行動を押さえ、運動、栄養バランスの考慮など健康行動の促進を目的とした健康教育の企画や実践が重要な役割として示されている。② 病気の予防と治療は、健康診断や予防接種の受診など、病気予防に必要な条件を考える。また病気になった時に治療やリハビリテーションを順調に進めるために必要な行動や心理的サポートを考えることなども重要な役割である。とくにストレスで病気にならないための研究は健康心理学の代表的なものといえる。本書では５章を中心に詳細に記述されている。③ 健康や病気の原因の診断は、病気の原因となるパーソナリティの診断（攻撃性、楽観性、時間的切迫感と健康の関連など）や、ストレス、怒り感情、レジリエンスなど体調に影響する要因の検討が示されている。④ ヘルスケアシステムや健康政策の分析と改善では、医師と患者との関係の問題点や改善についての検討、医療費の影響の調査、医療者による患者の希望の受け止め方法と制度の検討などが考えられる。

　これらを概観すると、健康心理学には、質の高い生活を送る豊かな人生のための情報が蓄積されているということができる。

　総合的なヘルスプロモーションの Precede-Proceed Model には、健康心理学において検討すべき要因が包括されている（図1-4：Green, 1991）。

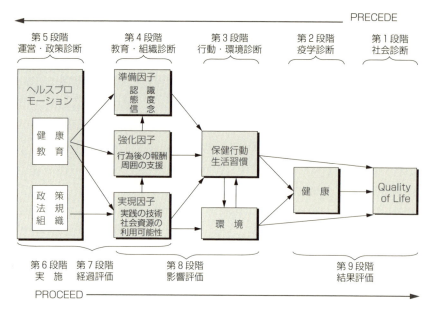

図1-4 Precede-Proceed Model

出典：Green (1991).

4. 主な基礎理論

健康心理学は、学際的な学問領域であることから、多くの関連理論を挙げることができるが、人間が健康で、よりよく生活していくために必要な要因を模索するための基礎理論として、本書では、発達理論、認知理論、学習理論を取り上げて概観する。

発達理論

人間は精子と卵子が出会い受精卵が形成されて母胎内で育まれた後この世の中に誕生して死に至るまでの約80年の間に、各側面が変化し、発達する存在である。

発達とは、個体が環境との相互作用の繰り返しにより、心身の構造や機能が連続的、漸進的に分化・統合し、より有能に、複雑に変化するプロセスを指す。

バルテス (Baltes, 1987) は、環境への適応力における獲得・喪失モデルを示し、

第1章　健康心理学とは　　7

生涯にわたる発達を検討する生涯発達心理学を提唱した。発達変化の大きい幼児、児童から青年までに焦点があてられてきたそれまでの発達心理学の取り組みは変化した。生涯発達心理学では、発達変化個体の発生から死に至るまでの、身体的、精神的、社会的なさまざまな変化を観察、記述、意味づけし、変化の記述、法則化、原因となる規制の説明を行う。長期間にわたる総合的、主体的変化である発達過程では、成熟や経験に規定された行動やそれらが相互に関連した行動が検討される。また、発達は歴史や文化の枠組みにも影響を受ける。時間の経過とともに変化する過程は、特徴のあるまとまりに区分し、段階的な変化として捉えられ

表 1-1　個体発達分化の諸領域

段階	心理社会的危機	人間的活力	重要な対人関係の範囲	心理性的段階
I 乳児期	基本的信頼 対 不信	望み	母性	口唇期
II 幼児前期	自律性 対 恥・疑惑	意思	親	肛門期
III 幼児後期	自発性 対 罪悪感	目的感	基本家族	エディプス期
IV 児童期	勤勉性 対 劣等感	有能感	近隣、学校	潜伏期
V 思春期 青年期	アイデンティティ達成 対 アイデンティティ拡散	忠誠心	仲間集団と外集団 リーダーシップモデル	性器期
VI 成人初期	親密性 対 孤立	愛情	友情、異性、 競争・協力のパートナー	性器期
VII 中年期	世代性 対 停滞	世話	分業と家事の共同	性器期
VIII 円熟期	自我の統合 対 絶望	知恵	人類わが一族	性器期

出典：Erikson（1950）より作成。

ることが多い。大きな区分としては、胎児期、乳幼児期、児童期、青年期、成人期、高齢期に分けられる。生涯発達の中で、近年は発達初期の新生児・乳児の有能さや、発達後期の高齢期の可能性についての研究がとくに活発に行われている。

発達段階において社会的な期待に応じた力を獲得していくことは、個人が社会に適応し、受け入れられて、健やかに生活するうえで重要な役割を果たす。

健康心理学研究においては、対象者の発達の十分な理解を踏まえる必要があるといえる。

発達段階における課題については、各種先行研究が示されているが、エリクソン（Erikson, 1950）は、人生を8つの発達段階に区分し、人間の一生を展望した。8つの各発達段階には、フロイトの心理性的段階を発展させ、社会的な関係を重視して、固有の心理社会的課題を示し、個体発達分化の図式を提唱した（表1-1）。

個体発達分化に関する図式では、各段階に心理社会的危機として、成長・成熟の方向と、退行・病理的方向が対比して示されている。この中で、青年期のアイデンティティ達成が重視されており、それまでの発達によって形成され、その後の発達を方向付けると考えられた。

認知理論

周囲からの働きかけや刺激をどのように受け止めるかは、気分・感情や、身体反応、その後の行動に影響する。健康行動や健康リスクをもたらす行動を検討する際には、認知要因にも焦点をあてる必要がある。

知覚・理解・記憶・思考・学習・推論・問題解決など、外界の刺激や情報を受け取り、解釈や意味づけをして判断を行う情報処理過程である人間の認知機能の問題は、健康心理学を学ぶ上で基礎的な理論の一つといえる。

日常生活の中では、周囲から、視覚、聴覚、嗅覚、皮膚感覚、味覚といった五感を刺激するさまざまな要因に取り囲まれている。しかしそれらの刺激をすべて同等に受け止めているわけではない。例えば受け止める刺激の選択や評価には個人差がある。車などの交通音、風や雨などの自然の音、近隣の音響製品の音など、さまざまな音の中で、人の声は選択的に受け止められることが多い。しかし気象関係の仕事に従事している場合は、自然の音への注意はより高まるであろう。また、人の声においても、話の内容に興味があれば、注意深く聞き取り、記憶に留

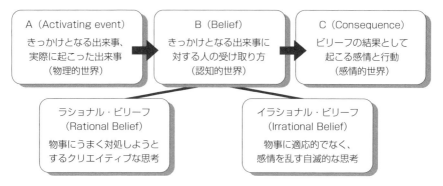

図1-5 ABC理論

出典：Ellis (1988).

めるであろう。認知心理学では、提示された情報のうち一部を選択する機能、また選択を持続する機能を注意と呼ぶ。安全などの健康行動を考える上で視覚探索過程における注意に影響する要因を検討することも必要といえる。

また、他者の表情認知は、表情模倣や共感性、さらには向社会的行動に影響すること（Nakashima et al., 2009）も示されており、健康心理学の検討要因である対人関係と深い関係をもつ。

さらに日常生活上の状況をどのように捉えるかについての認知的要因が適応的であるか、混乱を引き起こす自滅的な自動思考であるかによって、後続の感情や行動が健康的であるかどうかに大きく関わることも示されている（図1-5；Ellis, 1988）。

学習理論；行動理論

反射と呼ばれる生得的な行動に対して、経験によって形成される後天的な行動を、学習という。人は、環境の変化に応じて新しい行動を獲得し、維持する。学習は、経験の結果として起こる比較的永続的な行動の変容と定義される。健康行動も、学習の結果修得される。

学習の成立過程の研究（Hilgard & Bower, 1966）は1880年代のエビングハウスの無意味つづりの実験が契機となった。ソーンダイクは、動物実験としてネコを問題箱に入れ、脱出の学習過程を観察し、試行錯誤により、効果の法則を用いて

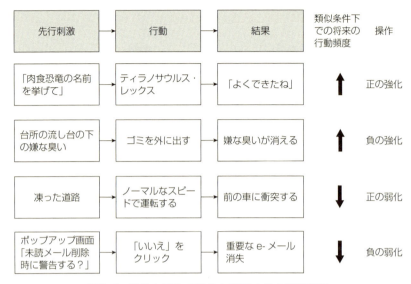

図 1-6　強化と弱化の操作を説明する 3 項随伴性
出典：Cooper et al. (2007).

脱出方法を学習することを明らかにした。動物実験では、レスポンデント（古典的）条件づけがある。パブロフは、犬に、餌を与える際に音を鳴らすと、餌（無条件刺激）と音（条件刺激）の連合を形成し、音に反応して唾液が分泌することを明らかにした。また、スキナーは、レバーを押すと餌が出る装置を付けた箱にネズミを入れ、偶然にレバーを押した結果餌を得ることを繰り返すことによりレバー押し反応を修得することを明らかにし、道具的な反応を習得する過程をオペラント（道具的）条件づけとした。行動変容には、目的とする行動を増加させる望ましい報酬を与える正の強化と、行動や反応を減少させるために罰を与える負の強化がある。条件づけられると、類似の刺激にも反応が生起する般化もみられ、強化をなくすことで行動は消去される。オペラント条件づけを基に、先行刺激により行動がおこり、結果によって行動に強化（増加）や弱化（減少）がおこることを3項随伴性という（図1-6）。このように条件づけられた反応に対して動作や体動では、呼吸などのように両方の反応ができるものがあり、レスペラント反応と呼ばれる（春木, 2011）。レスペラント反応は、身体（レスポンデント反応）と心（オ

ペラント反応）の両方にまたがった反応で、身体と心に影響を及ぼすことができる重要な反応群と考えられている。

　望ましい健康行動を学習するための行動変容を促す働きかけを行う際には、学習理論が活用されることも多い。

　自分以外の誰かが、行動に対する望ましい報酬を得たり、罰せられたりすることの観察による代理強化で学習が成立することも多く、観察学習（モデリング）と呼ばれる（第2章自己効力感理論参照）。

　しかし人間の場合には、動物実験のように直接的な効果を得ることは容易でなく、主体の側の動機づけ（コラム1参照）や、準備状況（第2章TTM参照）についても検討する必要がある。

（森　和代）

Column 1

▶動機づけ

　動機づけとは人が行動を起こすときの心理的プロセスであり、簡単に言えば「やる気を出すプロセス」のことである。動機づけは仕事や人間関係、健康の増進などさまざまな場面で「よりよく、より幸福に」なるための重要な要素である。動機づけの仕組みを知ることは、心身の健康を保つ上で重要である。そのため多くの人が関心を持ち、書店にはたくさんの関連書籍が並んでいる。

　動機づけの先行研究は、動機づけの要因として「認知」「感情」「欲求」のどれに着目しているかにより、大きく3つのタイプに分けられる（鹿毛，2007）。ただし、3つの要因はそれぞれ独立して動機づけに影響を与えているのではなく、それぞれが有機的に結びつきながら影響を与えている。

　認知、感情、欲求の有機的な結びつきを分かりやすく表したのが、動機づけのグランド・セオリーの一つでもある、アトキンソン（Atkinson, 1964）の達成動機づけ理論である。アトキンソンは、「何かを達成したい」という達成動機の強さを［達成傾向−失敗回避傾向］と定式化した。達成傾向はその人が主観的に認知している成功の確率、成功したときに感じる誇りの感情の強さ、難しいことを成し遂げたいという欲求の強さの積として表わされる。一方の失敗回避傾向は、認知している失敗の確率と失敗したときの恥の感情の強さの積である。

　ダイエット行動を例にとると、「この方法なら自分にもできそうだ」と認知し、「成功したら自信が持てる」と誇りの感情を感じるとき、やる気は促進される。逆に「自分は意志が弱いから難しい」という認知、失敗したときの自己嫌悪感がやる気を制限する。さらにその人の持つ欲求の特性が関係し、最終的に行動を起こすかどうかが決まる。

　動機づけは誰にも身近でありながら、認知、感情、欲求が有機的に影響する、複雑で奥の深い心理現象である。

　馬を水飲み場に連れて行くことはできるが水を飲ませることはできないということわざがあるように、健康支援においても主体である本人の動機づけが重要である。

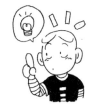

（中島健介）

第 2 章

ライフスタイルと健康

1. 健康行動とは

　健康行動とは、保健行動と訳されることもあるが、自己の心身の健康の維持・増進や、病気の予防や回復のために人々が行う行動全般を指している。具体的には、運動、歯磨き、コンドームの使用などが健康行動に分類される。また、健康行動を実行する人の健康度合いに応じて、① 健康増進行動、② 予防的保健行動、③ 病気回避行動、④ 病気対処行動、⑤ ターミナル対処行動（障害者行動）のように分類する考え方もある（宗像, 1990）。

　このように、健康行動は健康上好ましい行動であり、人の健康に至るまでのあらゆる段階に働きかけ、社会生活を豊かにし、QOL を高める行動だと考えられる。しかし、いかに健康行動が人の健康に寄与することが分かっていても、人々がその行動を採択、あるいは、継続しない限り、実際にはその効果を得られない。そのため、健康行動を意識せずに行えるよう習慣化させることが重要である。

2. 健康行動モデル

　健康行動モデルとは、健康行動に至るまでの心理社会的要因の関係性を説明する理論（モデル）であり、本節では代表的な理論（モデル）である健康信念モデル、自己効力感理論、計画的行動理論、トランスセオレティカル・モデル、健康行為過程アプローチについて解説する。ここで解説する健康行動モデル以外にも多数の理論が提唱されているが、すべての人の健康行動を完全に説明できる理論はな

いため、介入対象の特性や状態に適した理論を選ぶ必要がある。

健康信念モデル

　HBM (Health Belief Model:健康信念モデル) は、人々がなぜ、病気の発見や予防を可能とするプログラムに参加しないのかを解明するために開発されたモデルである (Rocenstock, 1966；Becker & Maiman, 1975)。HBMにおける信念とは、物事に対して抱く思いや信条を意味するため、本人の主観的な考え方や感じ方がポイ

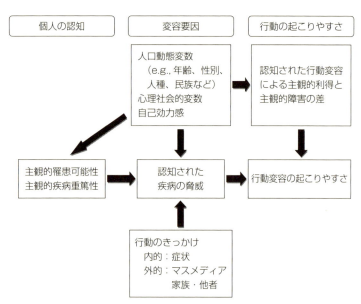

主観的罹患可能性：自分がその状態になりやすいかという信念
主観的疾病重篤性：その状態が重篤な結果をもたらすという信念
主観的利得：健康行動をとることが罹患可能性や重篤性を減らすという信念
主観的障害：健康行動をとることに対する目に見えるコストと心理的コストの方が
　　　　　利得より多いという信念
行動のきっかけ：健康行動を促す要因への手がかり
自己効力感：ある結果を得るために必要な行動をどの程度うまく行うことができる
　　　　　かという予期（期待）

図 2-1　健康信念モデルの要素と関係

出典：Becker & Maiman (1975).

ントとなる。HBM では、6つの構成要素（主観的罹患可能性、主観的疾病重篤性、主観的利得、主観的障害、行動のきっかけ、自己効力感）と人口動態変数（性・年齢など）や心理社会的変数（学歴・パーソナリティなど）が、その後の健康行動に影響するとしている（図 2-1）。

　HBM に基づく健康教育では、対象者が「なんとかしなくては！」といった脅威を感じるためには、「病気になるかも！（主観的罹患可能性）」や「大変なことになるかも！（主観的疾病重篤性）」ということに気づき、健康行動の実施で得られるメリット（主観的利得）が、デメリット（主観的障害）を上回るように、個人の主観的側面を重視し、行動のきっかけを与えることを重視している。しかしながら、主観的罹患可能性は必ずしも合理的に評価されず、健康行動に影響するとは限らないなどの指摘もある（藤内・畑，1994；小玉，2002）。また、健康行動が起きるためには、脅威を感じる必要があるが、それが強すぎると脅威が恐怖に変わり、健康行動の実行の妨げになる可能性がある（Becker, 1974）。そのため、主観的罹患可能性の適正な評価や、対象者のパーソナリティも考慮する必要がある。

自己効力感（セルフエフィカシー）理論

　社会的認知理論の中心的な理論として、自己効力感がある（Bandura, 1977；1986）。この理論では、ある行動が喚起されるためには、行動の喚起に影響を与える要因の役割、すなわち先行要因を重視し、この先行要因として、「結果予期」と「効力予期」の2種類の予期機能を挙げている（図 2-2）。結果予期とは、ある行動により、どのような結果を得られるかという予期（予測）を意味し、効力予期とは、ある結果を得るために必要な行動をどの程度うまく行うことができるかという予期（期待）を意味する。この2つの予期が高いほど、行動変容が起こる

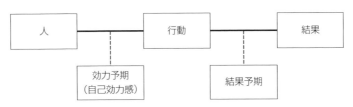

図 2-2　結果予期と効力予期の関係

出典：Bandura（1977）.

結果予期

	（＋）	（－）
効力予期（＋）	自信に満ちた適切な行動をする 積極的に行動する	社会的活動をする 挑戦して、抗議する・説得する 不平・不満を言う 生活環境を変える
効力予期（－）	失望・落胆する 自己卑下する 劣等感に陥る	無気力・無感動・無関心になる 抑うつ状態になる あきらめる

図2-3　結果予期と効力予期の組み合わせによる行動の特徴

出典：Bandura (1985).

表2-1　自己効力感を高める4つの情報源

情報源	定義
遂行行動の達成	過去に同じか、または類似した行動に対して成功した経験があることを意味する。
代理的経験	自分と同じような状況にある他者が成功している姿を観察し、その姿をモデルとし真似る（モデリング）こと意味する。
言語的説得	自分にとって重要な他者（例：先生、コーチ、親、友人）から賞賛や肯定的な評価を受けることを意味する。
生理的・情動的喚起	ある行動をすることで起こる生理的状態や情動面の変化のことを意味する。

出典：Bandura (1977).

可能性が高いと考えられている（図2-3）。とくに、効力予期は、自己効力感と呼ばれ、健康心理学の分野では最も重要な概念の一つであり、介入効果を測定する際の指標として多く用いられている。自己効力感に影響を与える4つの情報源には、遂行行動の達成、代理的経験、言語的説得、および生理的・情動的喚起がある（表2-1）。これら4つの情報源のうち、遂行行動の達成が自己効力感を高める最も強力な情報源とされており、その他の3つの情報源と合わせて変容させることにより、自己効力感を高めることが可能である。

計画的行動理論

　TPB（Theory of Planned Behavior：計画的行動理論）は、行動の実践への意思決定に社会的期待の認知を含むモデルであり、人が行動しようとするとき、目的とす

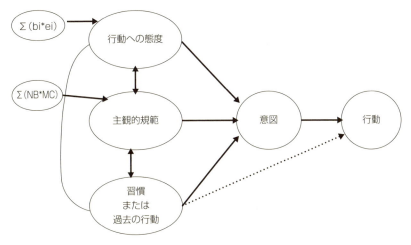

図2-4 計画的行動理論（TPB）

出典：Ajzen & Madden（1986）．

る行動を行う前に行動しようとする意図が働き、意志コントロールの下で社会的に妥当な活動が行われると仮定し、行動の決定因として意図に着目している（Ajzen & Madden, 1986）。意図は、特定の行動を実施することに対する個人的な態度と、主観的規範と過去の習慣に規定されると考えられている。行動に関する態度とは、その行動に対する情動の尺度であり、健康になることで満足が得られる見通しがあるかというような判断により行動を選択することを意味する。主観的規範とは、家族のすすめなど、社会的基準や影響にふさわしい行動を選択することを意味する。自動的に行われる無自覚な行動の意志の決定として過去の習慣が挙げられている（図2-4）。

トランスセオレティカル・モデル

プロチャスカ他（Prochaska et al., 1983；1992）は禁煙行動の促進に関する研究を契機にTTM（Transtheoretical Model：トランスセオレティカル・モデル）を提唱した。後に、禁煙行動だけでなく、運動、減量、食行動など、応用範囲が拡大している。TTMは、個人の健康行動に対する準備状態（レディネス）に応じて、働きかける内容（介入）を変えていく必要性を解いたモデルである（竹中, 2005）。また、

TTM では行動変容を促すための方略についても明らかにしているため、介入研究に多く用いられているモデルでもある。

TTM は、多理論統合モデルとも言われ、その名の通り、① 変容ステージ、② 変容プロセス、③ 意思決定バランス、④ 自己効力感の４つの概念を集めて構成されている。TTM における意思決定バランスと自己効力感は既存の概念であるが、変容ステージおよび変容プロセスは、プロチャスカらが独自に提唱した概念であり、これら２つが TTM の根幹となっている。

① 変容ステージ：TTM の主要概念の一つである変容ステージでは、人の行動に対する準備状態に応じて５つのステージに期分けされている（表2-2）。行動に対する準備状態とは、実際の行動の状況（行動していない、行動している、など）と行動を変えようとする意図（行動を変える意図がある）から評価される（上地, 2012）。また、ステージの移行は一方通行の階段状にあるのではなく、ステージを行き来することを意味する螺旋モデルを想定している。なお、TTM のうち、変容ステージの部分だけ用いられる際には、「ステージ理論」と呼ばれる場合がある。

② 変容プロセス：変容プロセスでは、変容ステージを移行させる、すなわち、行動変容させるための具体的な 10 個の介入方略を示している（表2-3）。初期のステージには考え方に働きかけ（認知的プロセス）、後期のステージには行動への働きかけ（行動的プロセス）が主に使われる（表2-4）。

表2-2　変容ステージ

ステージ	定義
前熟考期	準備性が最も低いステージを意味し、現在、行動も行っておらず、また近い将来（6カ月以内）に行動を行おうとする意図がない状態である。
熟考期	近い将来（6カ月以内）に行動を変える意図があり、行動を継続することで、どのようなことになるかを考え始めている。
準備期	近い将来（1カ月以内）に行動を変える意図があり、行動するために何らかの行動を始める意図を持っている。あるいは、すでに不定期であるが始めている。
実行期	すでに行動を変えて行っているが、その期間が6カ月未満である。
維持期	準備性が最も高いステージを意味し、長期にわたって（少なくとも6カ月以上）、行動を実施してきている。

出典：Burbank & Riebe (2002).

第2章　ライフスタイルと健康　　19

表 2-3　変容プロセス

プロセス名	定義
認知的プロセス	
1．意識の高揚	健康問題に関する情報や、健康行動を維持するための情報を集めて、それを理解したり、知識を獲得すること
2．ドラマティック・リリーフ	不健康行動に伴うネガティブな感情（恐怖、不安、心配）を経験すること
3．自己再評価	自分にとって、行動変容を行うことの意味合いを持つのか、あるいは、行動変容の重要性を再評価すること
4．環境的再評価	不健康な行動を続けることに対するネガティブな影響や行動変容することによって生じるポジティブな影響が身近な環境（家族、友人等）に与える影響を再評価すること
5．社会的解放	健康行動の変化を支援する方向に社会的規範が変化していると認識すること
行動的プロセス	
6．反対条件づけ	不健康な行動の代わりとして、健康行動を行うこと
7．援助関係	行動変容に必要なソーシャルサポートを探し、利用すること
8．強化マネジメント	健康行動に対する褒美を増やし、不健康行動による褒美を減らすこと
9．自己解放	行動変容することを決意表明したり、行動変容する能力を信じること
10　刺激統制	不健康行動の契機となるものを除去し、健康行動につながるきっかけや暗示を増やすこと

出典：Burbank & Riebe（2002）.

表 2-4　TTM における変容ステージごとの変容プロセス

変容ステージ				
前熟考期	熟考期	準備期	実行期	維持期
意識の高揚			反対条件づけ	
ドラマティック・リリーフ			援助関係	
環境的再評価			刺激統制	
		自己再評価	強化マネジメント	
		自己解放		
		社会的解放		

出典：Burbank & Riebe（2002）.

③ 意思決定バランス：意思決定バランスは、Janis & Mann (1977) の意思決定理論を用いて、行動変容によって生じる恩恵と負担のバランスを意味し、行動変容により生じる恩恵と負担を秤にかけて、前者が重ければ実行し、後者が重ければ実行しないことを意味している。通常、初期のステージにおいては、行動変容によって生じる負担が大きく、恩恵がわずかしか感じられないが、ステージが進むとそれらの関係は逆転する。

④ 自己効力感：TTM では、自己効力感を自信と誘惑の2側面から測定している。自信は、課題遂行に対する自信であり、人が行動を逆戻りすることなしに行い続けることができると感じる程度を示している。一方で、誘惑は、元の望ましくない習慣に逆戻りさせてしまうような困難な状況において、その誘惑（例：サボりたい、楽をしたい）に抗っても実施し続けることができる程度を示している。前者の自信は「課題セルフエフィカシー」を意味し、後者の誘惑は「バリア・セルフエフィカシー」を意味する（竹中・上地, 2002）。なお、自己効力感の増加とともに、変容ステージも後期のステージに移行する。

健康行為過程アプローチ

HAPA (Health Action Process Approach：健康行為過程アプローチ) は、社会的認知理論 (Bandura, 1986)、防護動機理論 (Rogers, 1975；1983)、TPB (Ajzen & Madden, 1986) の3つの構成概念を統合した理論である (Schwarzer, 1992)。動機づけ段階と意図段階の過程を通して健康行動が実行されることを示している。動機づけ段階は、行動意図を発達させる過程であり、リスク知覚、結果予期、自己効力感が影響を与えており、これらの影響を受けて、目標とする健康行動の意図を形成する。意図段階は実際の行動へ導く過程である。意図段階では、動機づけ段階で形成された行動意図が、実行のための詳細な計画に影響を与える。行動計画は、習慣的な活動を行うのに重要な自己制御の構成要因とみなされている。行動計画は媒介変数として行動意図と行動の不一致を埋める要因であり、自己効力感から強い影響を受けている。HAPA は、身体活動や安全行動の促進などに活用されている（図2-5）。

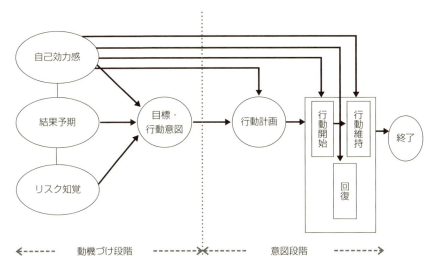

図 2-5 健康行為過程アプローチ（HAPA）

出典：Schwarzer (1992).

3. 健康リスク要因（危険要因）

　健康を脅かし、病気を引き起こす確率を高める可能性を持つ要因をリスク要因という。健康に重大な影響を与える要因として感染症が挙げられていた時代から、ライフスタイル（生活習慣）や環境条件（e.g., 原子力発電所の事故）が問題になる時代に変化した（本明, 1997）。このライフスタイルと疾病の関係が明白化して、その役割と立場が重視されるようになった。

　2015年の死亡数の死因順位は、第1位は悪性新生物（がん）、第2位は心疾患、第3位は肺炎、第4位は脳血管疾患であった（厚生労働省, 2016a）。とくに、食習慣や運動習慣、休養、喫煙、飲酒等の生活習慣がその発症や進行に関与する症候群である「生活習慣病」の代表例とされるがんは、一貫して増加しており、1981年以降死因順位第1位となっている。2015年の全死亡者に占める割合は28.7％であり、全死亡者のおよそ3.5人に1人はがんで死亡している。また、死亡のリスク要因を見てみると、喫煙、高血圧、運動不足など、個人の生活習慣と関係するものが上位である（厚生労働省, 2014a）。

「健康意識に関する調査」（厚生労働省，2014b）によると、自分の健康にとって最もリスクとなることとして、「生活習慣病を引き起こす生活習慣」が41.9%で最も多く、次いで「加齢や遺伝（17.3%）」、「災害や交通事故といった不慮の事故（11.7%）」であった。このことから、生活習慣が一番健康に悪影響を及ぼすという認識が定着していることがわかる。

　一方、健康リスク要因は変容可能であり、予防することができる（野口，2002）。健康を脅かすリスクを低減するためには、健康的な生活習慣をつくり、不健康な生活習慣を改善することが必要である。また、健康を阻害するリスク要因を発見し、それを改善もしくは除去することが重要である。そして、一般的に、リスク要因を改善し健康行動を促進するための予防行動には、一次予防から三次予防まで3つのレベルがある（野口，2002）。

　一次予防は、疾病あるいは不健康な状態が生じないように予防することである。具体的には、健康教育、定期健康診断、予防接種、衛生管理、安全管理などが挙げられる。二次予防は、疾病や健康問題の早期発見と早期治療をいう。これによって、疾病の治癒、進行の遅延、障害度の制限、感染症の伝染防止をはかる。三次予防は、病気や障害状態の程度を最小限にとどめることやリハビリテーションを行うことである。失った機能よりも残存能力や現在保持している個人の能力を最大限に用いることを重要視している。そのために、医学的、心理社会的、職業訓練など多領域の専門家のチームワークが求められる。

　健康リスク要因には、喫煙、高血圧、高コレステロール、食習慣、肥満、運動不足、ストレス、アルコール乱用、薬物乱用、性行動などが挙げられるが、本書においては、食行動、身体活動、睡眠、喫煙を取り上げる。

食行動

i. 食行動の実情と健康基準

　食事を摂ることは、生命を維持するために必要不可欠な行動である。そして、食品の栄養バランスを考慮し、エネルギーの消費と摂取を適切に保つことが健康上重要である。健康日本21（第二次）（厚生労働省，2012）では、生活習慣病の発症を予防し、健康寿命を延伸するために、適正体重を維持している者の増加（BMI 25以上の肥満及び、BMI 18.5未満のやせの減少）、適切な量と質の食事をとる者の増

加（主食・主菜・副菜を組み合わせた食事、食塩摂取量の減少、野菜と果物の摂取量の増加）等を視点とした目標が設定されている。BMI とは Body Mass Index を省略した肥満度を示す体格指数で、体重 kg ÷（身長 m）^{2} で示される。

　肥満はがん、循環器疾患、糖尿病などの生活習慣病のリスク要因であり、肥満予防が疾病の予防につながる。また、若年女性のやせは、骨量減少や低出生体重児出産のリスクとの関連がある。健康日本 21（第二次）では、肥満率の高い 20〜60 歳台男性の肥満者の割合を 28%（2022 年度）に、40〜60 歳台女性の肥満者の割合を 19%（2022 年度）にすることを目標としている。また、20 歳台女性のやせの者の割合を 20%（2022 年度）にすることも具体的に示している。

　さらに、2015 年度の学校保健統計（文部科学省, 2016）によると、肥満傾向児の出現率は 2006 年度以降概ね減少傾向であるが、年齢層にばらつきがあり、11 歳男子では 9.87%、17 歳男子では 10.22% と 10 人に約 1 人が肥満である。幼少期の肥満は、将来的な肥満の原因となり生活習慣病の発症のリスクを高めることから、幼少期からの適正体重の維持が重要である。

　また、主食・主菜・副菜を組み合わせた食事は日本の食事パターンであり、良好な栄養素摂取量、栄養状態につながる。とくに、野菜や果物の摂取は、循環器疾患やがんの予防に効果的であることは知られている。しかし、近年の研究において、胃がん（Tokui et al., 2005）や肺がん（Linseisen et al., 2007）、大腸がん（Marques-Vidal et al., 2006）において明確なリスク低下を確認できなかったことも報告されている。今後、他の生活習慣との関連も含めてさらに研究を積み重ねる必要性が高い。そして、食塩の摂取過多は、高血圧や循環器疾患、胃がんのリスクを増加させる。2010 年の成人 1 人あたりの食塩摂取量は、10.6g であり減少傾向にあるものの、健康増進法の規定に基づく食事による栄養摂取量の基準より多いため、2022 年度の目標値は 8 g とされている。栄養バランスの良い食事は、私たちの健康維持にとっては有用であると考えられる。

　さらに、朝食を適切に摂ることは、体温を上げて生活リズムを整え、脳に栄養が行きわたり集中力を高める。朝食の欠食率は、男性 14.3%、女性 10.5% であり、性・年齢別にみると、男女ともに 20 歳台で最も高く（厚生労働省, 2015）、改善が望まれる。欠食とは、食事を摂らず、錠剤や栄養ドリンクなどによる栄養素の補給、菓子・果物・乳製品・嗜好飲料などの食品のみを食べた場合を意味する。

ii. 食行動への健康教育

　すでに健康課題を抱えている者に対する臨床的アプローチと健康維持増進を目的とする予防的アプローチがある（赤松, 2016）。臨床的アプローチは、主に病院やクリニックなどで行われる栄養相談などの個別対応が中心となるが、同じ健康課題を抱えた患者が集まりグループカウンセリングなども行われる。予防的アプローチは、学校における給食を生きた教材として活用した食育活動や、成人を対象とした特定健康診査や特定保健指導などがある。

　近年では携帯電話を用いて有効な介入効果を挙げている報告も見られており（Kerr et al., 2016 など）、食行動のみならず今後さらなる活用が期待される。

身体活動

i. 身体活動の実情と健康基準

　WHO（2010）は、高血圧、喫煙、高血糖に次いで、身体活動不足（6％）を全世界の死亡に対する危険因子の第4位として位置づけており、その対策として「健康のための身体活動に関する国際勧告」を発表した。この中で、5～17歳、18～64歳、65歳以上の各年齢群に対し、有酸素性の身体活動の時間と強度に関する指針及び筋骨格系の機能低下を防止するための運動を行うべき頻度等が示されている。また、2012年に医学雑誌の The Lancet で身体活動特集号が発表され、身体活動不足の健康へのリスクは肥満や喫煙に匹敵しており、世界的に「大流行している状態」との認識が示された。

　日本の成人以降の身体活動における現状としては、2014年における運動習慣者（1回30分以上の運動を週2回以上実施し1年以上継続している者）の割合は、男性31.2%、女性25.1%であった（厚生労働省, 2015）。性・年齢階級別に比較すると、運動習慣のある者の割合は、男性では30歳台、女性では20歳台が最も低く、男女ともに70歳以上が最も高い割合であった。一方、平均歩数は、運動習慣と相反する結果であり、男性では30歳台、女性では20歳台が最も多く、男女ともに70歳以上が最も少ない結果であった。運動習慣という一側面だけで捉えるのではなく、身体活動という幅広い概念で人の活動を捉えることが必要である（尼崎・煙山, 2016）。

　健康日本21（第二次）では、2022年までに日常生活における歩数を増加するこ

とを目標としており、20〜64歳では男性9000歩、女性8500歩を、65歳以上では男性7000歩、女性6000歩をそれぞれ目標値としている。また、運動習慣者（30分・週2回の運動を1年以上継続している者）の割合を増加することも目標としている。具体的には、20〜64歳で男性は36%、女性は33%に、65歳以上で男性は58%、女性は48%に増加することを目標としている。さらに、住民が運動しやすいまちづくり・環境整備に取り組む自治体数を17都道府県から47全都道府県に増加することを目標としている。

ii. 身体活動量増加のための健康教育

身体活動を向上させるアプローチとしては、しばしば心理社会的要因や環境要因に働きかける方法が用いられる。例えば、日常行っている行動の質、量、頻度をわずかに変容させ、対象者にとって負担感が低く実現可能性の高い方法を推奨するスモールチェンジ方略により、自己効力感が高まり健康行動が推進されたことが報告されている（島崎他，2014）。また、身体活動促進のための集団戦略的な介入モデルとして、環境と政策面からの介入を重要視したモデルが提唱されている（Sallis et al., 1998）。

睡眠

1日の平均睡眠時間は、男女とも6時間以上7時間未満と回答した者の割合が最も高く、男性34.4%、女性33.9%であった（厚生労働省，2015）。また、睡眠で休養が十分とれていない者の割合は20.0%であり、増加傾向にある。睡眠時間が短いと、十分に休養がとれず疲労が回復しないだけでなく、肥満や高血圧症、がんなどのリスクを向上させる危険性も高くなる。健康日本21（第二次）では、睡眠による休養を十分とれていない者の割合を18.4%（2009年）から15%（2022年度）にすることを目標としている。

一方、通常の睡眠時間が6.5〜7.4時間の者の死亡率が最も低く、それより短くても長くても死亡率が高いことが報告されている（Kripke et al., 2002）。また、睡眠時間の量よりも、睡眠覚醒リズムの乱れが多くの健康問題を引き起こすため、睡眠と覚醒の習慣を規則的にすることが重要であることが指摘されている（福田，2016）。

喫煙

i. 喫煙の実情と健康基準

喫煙は、がん（口腔、咽頭、喉頭、肺など）、循環器疾患（脳卒中、虚血性心疾患など）、呼吸器疾患（慢性閉塞性肺疾患など）、糖尿病、周産期の異常（早産、低出生体重児、死産、乳児死亡など）等の原因となる。禁煙することによる健康改善効果についても明らかにされており、肺がんをはじめ、喫煙関連疾患のリスクが禁煙後の年数とともに低下するという。

国民健康・栄養調査（厚生労働省. 2015）によると、2014年現在、習慣的に喫煙している者の割合は19.6%であり、性別でみると、男性32.2%、女性8.5%である。性・年齢階級別に見ると、男女ともに30歳台が最も高かった。また、所得との関連では、現在習慣的に喫煙している者の割合は、男女ともに世帯の所得600万円未満の世帯が、600万円以上の世帯より有意に高かった。

また、2003年に受動喫煙防止を盛り込んだ健康増進法が施行されて以降、喫煙者以外の者を喫煙の影響から保護する動きが高まっている。2016年8月には、喫煙の健康影響に関する報告書「たばこ白書」が15年ぶり改訂された。それによると、喫煙と病気の因果関係が4段階で評価され、がんだけでなく、脳卒中や虚血性心疾患、糖尿病などで因果関係が確実とされただけでなく、日本の受動喫煙対策の遅れも指摘された（厚生労働省. 2016b）。

健康日本21（第二次）では、成人の喫煙率の減少（喫煙をやめたい人がやめる）、未成年者の喫煙をなくす、妊娠中の喫煙をなくす、受動喫煙（家庭・職場・飲食店・行政機関・医療機関）の機会を有する者の割合の減少という目標が設定された。成人の喫煙率の減少については、現状の19.5%（2010年度）から禁煙希望者が禁煙した場合の割合（37.6%）を減じた値である12%を2022年度の目標としている。行政機関・医療機関においては、受動喫煙の機会を有する者をなくすことを目標に掲げ、目標値は0%としている。職場においても快適な環境を形成することが事業主の努力義務であることから、喫煙対策を講じることを強調しており、家庭・飲食店においても目標値がそれぞれ設定されている。

ii. 禁煙のための健康教育

　近年では、禁煙補助薬であるニコチンガムやニコチンパッチなどの薬物療法も一般的になりつつある。また、禁煙法の代表的なものには、集中喫煙法、潜在感作法などがある（茨木，2000）。集中喫煙法とは、吐き気を感じるくらいまで喫煙を続けるという嫌悪条件付けの応用法であり、潜在感作法はイメージを用いた嫌悪療法の一つである。また、禁煙キャンペーンや有害表示などによるタバコの有害情報の効果も大きく、とくに一時的禁煙者の行動維持に有効である。

（尼崎光洋［1，2節］・煙山千尋［3節］）

Column 2

▶災害被災者支援

　地震、津波、大雨等の自然災害被災者に対する「こころのケア」という用語は、1995年の阪神大震災以降、社会的な注目を集めるようになり、近年、マスコミやメディアでも取り上げられることが多くなっている。災害は、被災者に大きなストレスを与え、感情面、身体面、認知面の各側面に多かれ少なかれ何らかのストレス反応を生じさせる。被害の程度、性格特性等の影響による個人差はあるものの、これらの反応は「異常事態における正常な反応」として捉えることができる。すなわち、災害後に生じるメンタルヘルスの問題は、PTSD（Post Traumatic Stress Disorder：心的外傷後ストレス障害）、抑うつ反応や悲嘆に伴う強い喪失反応に発展する可能性はあるが、多くの人々が示す反応はストレス反応の範疇である。

　したがって、大多数の被災者に対しては、これらのストレス反応に対して、その人が元来持っている力を使って回復していく過程を支援すること、すなわちエンパワーメントすることが支援の目標となる。もう一つの目標は、精神科的治療を要する人々を専門的治療につなぐことである。具体的には、発災を契機に発症する事例の発見、および治療中断を防ぐためのスクリーニングを適切に行い、専門的治療への導入および継続を行うことが求められる。

　以上の精神保健・心理社会的支援の枠組みについて、国際的な IASC 精神保健ガイドライン（IASC, 2007）は、精神保健・心理社会的支援の介入ピラミッド図を提示し、介入の基盤をなす階層に、衣食住を含む「基本的な生活、安全の確保」を位置づけている。さらに、被災者の人権を尊重し、二次的被害を防ぐことを目的とした被災者への関わり方について「見る、聞く、つなぐ」という行動原則から説明する「PFA（Psychological First Aid：サイコロジカル・ファーストエイド）」を全ての支援に関わる人々が用いることを推奨している。PFA は、従来、PTSD の予防を意図して用いられてきた心理的デブリーフィングに代わるものとして注目されるようになったが、PTSD や精神疾患の予防効果を期待したものではない。また、精神保健の専門家が行う治療的介入を指すものではなく、非専門家を含めた全ての支援者が用いることのできる被災者自身の持つ回復力を促す関わり方に言及したものである。

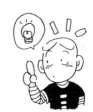

（池田美樹）

Column 3

▶ワーク・ライフ・バランス

　社会人の健康的なライフスタイルを考える上で、仕事と個人の生活とのバランスをとることは、重要な課題といえる。平成27年度の「過労死等の労災補償状況」（厚生労働省，2016）によると、脳・心臓疾患に関する事案の労災補償状況で、1カ月平均の時間外労働時間数別支給決定件数における「100時間以上」の合計件数は120件であり、労働時間の負荷が問題となっている。脳・心臓疾患の発症は長時間労働との関連性が強いとされていることから、労働安全衛生法により、一定規模の事業場には、医師による該当者への面接指導が義務付けられており、職場における労働者の安全と健康の確保の推進を目指している。一方で内閣府では、「国民一人ひとりがやりがいや充実感を感じながら働き、仕事上の責任を果たすとともに、家庭や地域生活などにおいても、子育て期、中高年期といった人生の各段階に応じて多様な生き方が選択・実現できる社会」を目指して、ワーク・ライフ・バランス（仕事と生活の調和）を実現する取り組みを始めている。取り組みの具体例として男性が家事や育児に参加するイクメンプロジェクト等（厚生労働省，2010）が展開されている。しかし、福利厚生の施策は十分といえない現状である。

　内閣府の調査によると「ワーク」と「ライフ」の間には双方向的に、否定的・肯定的な影響（スピルオーバー）がみられ、満足感や負担感が相互に影響し合って、個人の中で循環していると指摘されている。「ワーク・ライフ・バランスをはかりやすい職場」を目指す取り組みによって、個人の「職場の仕事と生活の調和のはかりやすさ」についての認知が向上すると、「ライフ」の充実に繋がる可能性がある。「ライフ」が充実し「生活から仕事への肯定的なスピルオーバー」が生じると、直接的にあるいは「職務満足」の高まりを介在して、個人の「仕事パフォーマンス（出来具合）」を向上させる可能性のあることが示されている（内閣府，2011）。ワーク・ライフ・バランスは、個人にとっては仕事上の責任を果たしつつ、個人生活の充実も図る健康で豊かな生活を構築することであると同時に、企業については生産性向上や競争力の強化のために「明日への投資」として、経営戦略の重要な柱であり、双方に意義深い課題といえる。

（塩澤史枝）

Column 4

▶月経周期

　成熟期の女性は、月経周期があり周期的なホルモン変動を体験している。日常的な月経への認識や対処は、女性の心身の健康、QOL、女性性や母性の受容に多大な影響がある（松本, 2004）。しかし十分に理解されているといえない。

　月経周期の正常範囲（日本産科婦人科学会, 2008）は、周期日数が25～38日（±6）、持続日数は3～7日、初経（初めての月経発来）は10～14歳、閉経（卵巣機能低下による月経の永久閉止）は43～54歳とされている。

　ホルモンの周期的な変動により4期が体験される。卵胞期；エストロゲン（卵胞ホルモン）の量が上昇し、基礎体温は低温期となり、子宮の内膜が増殖する：排卵；エストロゲンの量がピークに達し、黄体形成ホルモンの一過性の放出に（LHサージ）後に卵子が排卵される：黄体期；プロゲステロン（黄体ホルモン）の量が上昇し、基礎体温は高温期（低温期より0.3度ほど上昇）になり増殖した子宮内膜が受精卵着床の準備をする：月経期；排卵後エストロゲンとプロゲステロンの量は減少し、約14日後に子宮内膜は剥がれ落ちて月経として体外に出る。排卵周期は女性年齢（初経からの年数）約7年で確立する（森他, 1998）。基礎体温を測定して周期を理解し、予測的にケアを行うことがQOLの向上をもたらす。周期周知のアプリなども有効に活用されている。

　月経関連の健康課題は個人差が大きいが、月経周期異常や、随伴症状（下腹痛・腰痛・精神症状等）のため日常生活に支障がある場合受診を必要とする。また、黄体期のホルモンの問題によりPMS（PreMenstrual Syndrome）として日常生活に支障となる身体的・精神的・社会的な多様な症状が現れる場合がある。PMSは20～40％の女性にみられる。セルフケア（食生活・運動・ストレス軽減）によりある程度改善する（松本, 2004）。積極的な対処が予期不安による憎悪を防止する。

　月経周期は健康の証であるが、現代女性はライフサイクルが変化し、平均余命の延長、初経の低年齢化、非婚化、晩婚化、少子化により、月経経験回数が激増し、生涯で400～450回、延べ2000～2500日月経とともに過ごしている。月経経験の増加による心身の負担は増加傾向がみられる。

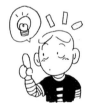

（森　和代）

第 3 章

健康心理アセスメント

1. 健康心理アセスメントの目的

　本章では、健康心理学分野でのアセスメントについて概説する。アセスメントは一般には評価や査定のことを意味する。そして、健康心理アセスメントとは健康心理学的な問題に対して評価を行い、測定・査定することである。では、評価や測定をなぜ行うのであろうか？　これは、心理学の科学的な歩みと深く関係する。

　初期の物理学は「物」の運動の科学として発展してきたが、「理」には「科学」という意味が込められている。この「理」は「理科」の「理」であり、理科とは科学である。すなわち、物理学とは「物」を対象とした科学であり、心理学には、「心」の科学という意味も込められていると言える。科学は経験主観的な認識方法ではなく、客観的な認識方法をとる。この客観性を担保するために、科学では第三者が確認・検証できることが要求される。このため、科学論文では、方法や手続きが正確に記述され、研究内容が第三者によって客観的に再現できることが求められるのである。客観性を担保するための一番良い記述方法は数値的なデータで記述することである。現象や対象をデータで示すことができれば、現象や対象間の関係を数学的・統計的に記述することができたり、現象の振る舞いに数学的な法則を見出すことにつながる。例えば、法則の究極的な姿は方程式で記述することであろう（ただし、心理学的な現象では物理学のように「きれいに」記述できることは少ないが）。そして、数学的な法則を見出すことができれば、現象の将来予測が可能となり、その現象を制御することにつながるのである。大雑把に言うなら、

科学はこのようなものとして発展してきた。心理学もまた科学的なアプローチを理想とし、発展してきたのである。

ところで、心理的な現象を測定することは、物理的な現象のようにうまくはいかない。デカルトが指摘したように、物理的実体がある現象と物理的実体のない心理的・精神的な現象とは異なるからである。前者は物理的な実体があるので、モノサシによってデータ化するのは比較的容易である。しかし、後者には実体がないゆえにそれを直接測定するモノサシが存在しない。モノサシによってデータ化できなくては、科学的なアプローチが適応できない。このことは、心理学が自然科学のように発展することを阻んだ大きな要因である。そこで、心理学者たちは、心理的な現象を評価、測定するためにさまざまな工夫をしてきた。例えば、心理学の歩みの中で、心の科学をやめようという動きが盛り上がった時期もあった。その代表が、J. B. ワトソンが1912年に提唱した行動主義心理学である。ワトソンによると、心の科学は不可能であるので、外的に観察・測定可能な行動や生理反応を研究対象にするべきという主張であった。行動主義は多くの心理学者に受け入れられ、その影響は今日でも残っている。

心理学が自然科学として発展することを難しくしている問題として、個人差の問題も挙げられる。先にも述べたように、自然科学のはじまりは物の運動の観測と法則からだが、人間の心的事象は物質とは異なる「複雑な」ものである。そこには必ず個人差があり、単純なシステムのように簡単には方程式化するようなことはできない。

人間の心的現象を科学的に扱うために行われてきたさまざまな工夫が、心理学的なアセスメントとして生かされている。まず、大きくは「量的なデータ（量的情報）」によるものと「質的なデータ（質的情報）」とに分類できるだろう。また、アセスメントには、調査によるものと実験によるものとに大きく分けられる。調査には、「観察法」「面接法」「質問紙法」などがある。実験は、「観察（実験的観察）」も含まれるが、日常場面とは異なる研究上の条件を設定した上でデータを測定するものである（市川, 2001）。本章では、観察法、面接法、心理検査法（質問紙法）、心理生理的アセスメントなどについて簡単に紹介する。

なお、近年では調査や実験でのデータ入手においては、調査対象者や実験協力者への人権に配慮した研究倫理規範を遵守することが求められるようになってき

た。研究を行う者は、この点にも留意しなくてはならない。

2. 観察法

　観察法とは、心理学的アセスメントの中でも基本的な手法の一つであり、観察者が研究対象者を観察し、その行動や言動を記述し、分析していく手法である。大きく分類すると、「自然観察」「参加観察」「実験観察」の３つに分類できる（Searle, 1999）。

　自然観察とは、観察対象に操作や影響を与えないようにして、なるべく自然な状態を観察するものである。単に視覚による観察、記述にとどまらず、必要ならビデオで撮影するなどし、後で映像や音声の解析を行うこともある。また、意図的なものを排除し、対象をありのままに観察する自然的観察法だけでなく、観察対象の何をどのように観察するのかを決めてから行う組織的観察法もある。自然観察では、観察者は観察対象から距離をとるようにするなどして、できるだけ影響を与えないように配慮する。自然観察法の長所は、実験観察などの人工的な環境では生起しないような事象を観察できることや、研究者が意図的に操作すると倫理的な問題となるような事象を観察できることなどが挙げられるだろう。問題点としては、観察者の主観をどこまで排除できるかということや再現性の問題が挙げられる。観察内容の信頼性を担保するために、観察者間の信頼性を測定するなどの手法を用いることもある（Searle, 1999）。

　参加観察とは、観察者が調査対象となっている社会的集団の生活に参加し、その一員になって集団内部から対象を観察したり、内部の一員としての体験を記録したりする（下山, 2003）。参加観察はフィールドワークとして、社会学や文化人類学などの研究でよく用いられたりするが、心理学の研究でも用いられることがある。

　実験観察とは、いわゆる実験研究による観察である。実験研究や実験法などと呼ばれることもある。実験観察では、実験環境や条件などを研究者が設定した上でそこで生じる心理反応や生理反応、行動変化などを観察したり、測定したりするものである。実験観察には大きく２つの種類がある。

　一つは設定された実験環境下で生じる心理反応や生理反応、行動変化などの自

然な変化を観察・測定する場合である。自然観察法では多くの環境要因が複雑に影響するが、実験的に環境を操作するならば、目標とする現象を測定しやすくなる。あるいは、とくに予期しない、あるいは仮説設定されていないような現象を観察、測定することもできるかもしれない。この手法は、探索的な研究に適している。

もう一つは、目標とする心理反応や生理反応、行動変化（従属変数）に対して、影響すると思われる変数（独立変数）を操作することで、独立変数の従属変数に与える影響を観察・測定することができる。この手法は、独立変数と従属変数の因果関係を実証する研究法として広く行われてきた伝統あるものである。今日、コンピュータと統計解析の発達によって、調査研究だけで因果関係を推定する手法が開発され、多くの研究に用いられてきている。しかしながら、これらはあくまで因果関係のモデルの「推定」にすぎず、因果関係の「実証」ではないことに留意すべきである。厳密な因果関係の実証には実験的観察が必要不可欠である。留意すべきは、因果関係はＡがＢの原因となっているというような単純で線形な関係とは限らないことである。人間やその心理を研究の対象とする限り、このような単純な因果関係は事実上、存在しないといってよい。多くの現象・変数が複雑に相互作用したり、複雑な波及効果をもたらしたりするのが現実である。原因と結果とを分離することさえも不可能かもしれない（鈴木, 2007）。このような複雑な現象は調査研究から得られるデータで厳密に記述することには本質的に限界がある。近年、複雑系科学などはこの問題に取り組んでいるといえるが、心理学の分野ではまだ十分な検討は行われていない。

ところで、実験観察には、実験室実験だけでなく、フィールド実験や自然実験などもある。健康心理学の分野ではあまり一般的ではないかもしれないので、簡単な紹介だけにとどめておくこととしたい。

3. 面接法

　面接法とは、一定の環境において面接者と面接参加者が対面し会話を通して、情報を収集する方法であり、時間をかけて対象の内面を深く捉えることを目的とする（保坂, 2000；西村, 2016）。その中で、面接法は治療のための臨床的面接法と、

資料収集のための調査的面接法に分類されている。臨床的面接法は ① 診断面接（診断が必要な項目について回答を求める面接法）と、② 治療面接（個々の事例に対し、治癒という目標に向かって行われる面接法）である。調査的面接法は ① 構造化面接（事前に質問すべき項目が準備され、面接者はそれを逐一質問していき、目的とするデータを系統的に収集していく面接法）と、② 半構造化面接（予め質問項目は準備しておくが、会話の流れに応じて質問を変更し、あるいは追加して目標とするデータを集積する面接法）、③ 非構造化面接（質問する項目を予め想定しておくものの、会話の流れに応じて自ずと面接の目標に関連した内容が語られるように面接を進めることを通じてデータを収集する面接法）である（保坂，2000；西村，2016）。

　面接法は次節で紹介する心理検査法、心理生理的アセスメントと比較し、回答に対する不明点や疑問点をその場ですぐ尋ねることができ、より深く必要な情報が得られる。加えて、コミュニケーションから情報を得るため、文字が読めない子どもから年配の方まで、幅広い年齢層に対して研究を行うことができる。しかし一方で、面接法は他の方法に比べ、時間や費用がかかるため、多くの対象からデータを採取することが難しく、また面接者の意図する方向へ誘導尋問を行うことや、面接参加者に心的負担や圧力をかけることが懸念される。すなわち、心理検査法と比較し、面接法は留意する点が多く簡易的に実施することはできない。とくに、面接法を行う上で、面接参加者のことをより深く理解するためには、① 面接参加者とラポール（信頼関係）を形成すること、② 面接参加者が安心して話せるように傾聴姿勢を取り続けること、が必要であり、面接が進むに連れ、重要主題を見極め、深く入っていくためのさまざまな質問法を使い分けることも要求される（岩壁，2013）。

　健康心理学の領域で実践・研究される内容は幅広く、健康心理士のような実践家にとっては臨床的面接法が用いられるが、健康心理学を専門とする研究者の中には調査的面接法を援用した研究に取り組んでいる者もいる。面接法で得られる情報は質的情報であるが、質的研究は科学的目的のための知識や洞察の産出に限定されず、実際の問題の解決策を生み出したり解決を促したりするのに適している（Flick, 2008）。とくに、面接法の場合は、対象となる人の主観的体験をその背景を含めて多角的に把握することができ、単純な診断項目による判定だけではなく、面接参加者の回答に応じて、より深く質問を行い、確かめることが可能とな

るため、実践家と研究者にとって有用な方法である。面接法で得られた質的情報
は、例えば、KJ 法（カード化された多くの意見・アイディアをグループ化し、論理的に
整序して問題解決の道筋を明らかにしていくための方法）やグラウンデッド・セオリ
ー・アプローチ（帰納的にデータの中に出てきた現象がどのようなメカニズムで生じてい
るのか、現場の問題を解決するための有効な理論を産出しようとする方法）、複線径路・等
至性モデル（人間の成長を時間的変化と文化社会的文脈との関係の中で捉え、記述するた
めの方法）、テキストマイニング（質的情報を定量的に解析するための方法）などの方
法にて分析が行われる（Glaser & Strauss, 1967；樋口，2014；川喜多，1967；サトウ・
安田・木戸・髙田・ヤーン，2006）。これらの方法は量的情報では明らかにできない、
個人の内観情報をデータ化し、個人の心理状態を多面的かつより深く理解するこ
とを目的に、健康心理学の領域の実践や研究場面で用いられている。しかしなが
ら、面接法や次節で紹介する質問紙法、心理生理的アセスメントによって得られ
る質的情報と量的情報では捉えることができる内容や範囲が異なる。そのため、
両者の情報を用いたトライアンレギュレーション（特定の一つの方法で集められた知
見を別の方法によって確かめる）の必要性が指摘され、今後は質的研究法と量的研究
法の両者を含む混合方法論アプローチが重要視されると思われる（Flick, 2008）。

4. 心理検査法

　心理検査法では、最大のパフォーマンスを測定する検査（対象者に多くの作業を
求めるような内容で構成されている；知能検査）と、典型的なパフォーマンス（複数の
回答間に優劣や正解・不正解がなく、同じような価値をもつ複数の回答の可能性があり得る
内容で構成されている；性格検査）を測定する検査、の大きく 2 つに分類される（小
塩，2014）。健康心理学の領域では典型的なパフォーマンスを測定する検査が多く
用いられ、その具体的な技法として、① 質問紙法（紙に質問項目と回答の選択肢が
記載されており、文章で示された質問への回答によって測定する方法；例えば、Revised
NEO Personality Inventory）、② 投影法（曖昧な刺激に対して自由に回答を求め、自由な
回答を一定の枠組みで解釈する方法；例えば、ロールシャッハ・テスト）、③ 作業検査法
（一定時間に特定の単純作業を行い、その正確さと作業量によって解釈する方法；例えば、内
田クレペリン精神検査）の 3 つである（小塩，2014）。

その中で、健康心理学の領域では質問紙法が実践や研究を問わず、多くの場面で援用されている。そのため、本章では投影法と作業検査法に関する詳細な記述は省くとする。質問紙法は健康心理学に関わる全ての専門家が簡便に用いられ、時間的な制約がある中で適切かつ効率的に対象者の情報を一斉に収集することができる。加えて、質問紙法によって得られた情報を数値化することで、客観的な視点から対象者個人にフィードバックを行うことができ、対象者自身の自己理解を促進できることなどのポジティブな側面が挙げられる。一方で、対象者個人の主観的な判断に委ねられることから、測定バイアス（正直な回答が得られにくい）が生じることや、検査を実施すること、検査結果の提示を行うことで対象者にネガティブな感情を生起させる可能性が懸念される。さらには検査実施者が、検査結果にもとづき、対象者に対しラベリングを行い、その後の指導や対応に支障をきたす可能性があることなどのネガティブな側面も挙げられる。このことから、心理検査のポジティブな側面とネガティブ側面を多面的に理解し、対象者に対し十分に配慮を行った上で、その個人が必要とする心理検査を選定し実施することが必要である。なお、心理検査だけでその対象者個人の心理状態を包括的に理解できるわけではなく、あくまでも理解を促すための一つのきっかけにしか過ぎない。

このように、心理学の領域において、多種多様に心理検査が用いられているが、健康心理学の領域では対象者個人のパーソナリティ特性や心理状態を複数の心理検査から多角的にアセスメントを行っている。とくに、健康心理学は人間の健康という側面を心と身体の幅広い視点から実践・研究する学問領域のため、一つの心理検査から個人の心理状態と心理特性の両側面を捉えることは難しい。例えば、ラザルスとフォルクマン（Lazarus & Folkman, 1984）のストレス理論で説明されるように、ストレッサー、認知的評価、コーピング、ストレス反応などの個人の心理状態から対処能力を測定するには複数の心理検査（尺度）で構成された質問紙を用いる必要がある。加えて、健康心理学が扱う対象は、一般成人を始め、発達段階ごとや教師、看護師、スポーツ選手などのさまざまな属性であることから、同じ心理的概念でも対象者によって測定する内容が異なる。なお、質問紙法で用いられる尺度とは、概念を測定する上でのモノサシであり、正確に測定できる尺度を使用しなければならない。そのため、尺度を作成する手続きも厳密であり、

共通因子を見つけるための統計的分析手法である因子分析によって尺度の因子と項目を抽出し、測定が安定していて正確であるかという信頼性（例えば、再テスト法、内的一貫法）の側面と、その尺度が測定すべきものを測定しているかという妥当性（例えば、構成概念妥当性、基準関連妥当性）の側面の、の両者が満たされていることが必要である（平井，2012；小塩，2011）。しかし、尺度は複数の因子や項目から構成されることが多く、近年、実践や研究場面では項目数が多いことによる弊害（例えば、時間的制約の問題）が指摘されている。また、1時点もしくは複数時点での横断・縦断研究において、複数の尺度を用いることは回答者に対し心理的負担をかけることが予想される。このことから、それらの問題を考慮した短縮版の尺度（例えば、自尊感情は1項目、性格特性は10項目）も作成されている（小塩・阿部・カトローニ，2012；Robins, Hendin, & Trzesniewski, 2001）。実践家と研究者は多くの心理検査の中から、活動（実践・研究）の目的を明確にし、どのような対象者に、どのような内容を、そしてそれらを測定することによって対象者や社会にどのように還元されるのかを想定した上で、心理検査の方法とその内容を選択し、実施することが望まれる。

5. 心理生理的アセスメント

　最初に用語の説明をしなくてはならないが、心理生理学と類似の概念に生理心理学や精神生理学がある。心理生理学は精神生理学と同義である。本章では、心理生理学と精神生理学という表現を使い分けているが、とくに断りがない場合は同義である。また、さまざまな議論があったが、結局のところ生理心理学も含めて、これらの概念間に厳密な区別があるとは必ずしもいえないようである。Stern（1964）によると、生理学的条件の変化に対応する心理学的状態の変化を研究するのが生理学的心理学であり、心理学的条件の変化に対応する生理状態を研究するのが精神生理学（心理生理学）とされている。藤澤・山岡・杉本（1998）によると、精神生理学という言葉は1945年のDelayの論文によるものであったと考えられるが、彼は「精神生理学とは身体と精神の間の関係を客観的に研究する学問で、それは身体−精神間と精神−身体間の相関関係および相互関係を調べる科学である」と定義した。山崎（2012）によると、今日的な意味での精神生理学

とは、「一般的な目的は、心理的なシステムと生理的なシステムのインターフェース（翻訳メカニズム）を記述すること」であり、「方法の課題は肉眼で観察不能な行動を、非侵襲的に測定する方策を見出すこと」であり、「行動の生理的側面と心理的側面との関係を見出すこと」であるとされている。

心理生理的アセスメントとは、具体的には生理学的なデータの測定ということになる。基本的な配慮は生体ができるだけ通常の状態にあって、そのときの機能が損なわれないようにして観察したり、測定することが望まれる（藤澤・山岡・杉本，1998）。心理生理学が測定する現象としては、中枢神経系活動、自律神経系活動、体制運動神経系活動などに分類される（山崎，1998）。これらの生理学的データと主観的な心理データや行動データもあわせて測定し、3つのデータ間の関連性を調べたり、これらによって人間の心理状態を説明することになる。心理生理学的なアセスメントでよく用いられる生理学的データは、中枢神経系活動と末梢神経系活動、内分泌系や免疫系反応などがある。中枢神経系は脳、脳幹、脊髄などからなる。末梢神経系は中枢神経系以外をさすが、さらに体性神経系と自律神経系に分けることができる。体性神経系は感覚器官と運動器官をつなぐ神経線維からなっており、随意筋（横紋筋）を賦活する。自律神経系は機能から定義されているもので、中枢神経系との結合部も含んでいるかもしれない。また、自律神経系は不随意筋（平滑筋）を神経支配している（Hassett, 1978）。山田（1998）によると、中枢神経系活動としては、脳波や脳電位図、事象関連電位、脳磁図、機能

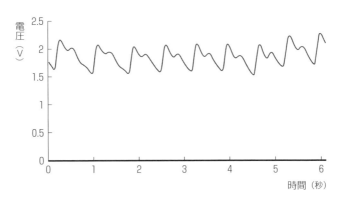

図3-1　指尖容積脈波の測定例

的磁気共鳴画像などが挙げられている。末梢神経系の活動としては、心電図、血圧、脈派などの血管活動（図3-1）、呼吸活動、各種体温指標、皮膚電気活動、眼球運動、瞳孔活動、瞬目活動、骨格筋反応などがよく用いられる。内分泌系や免疫系の指標としては、血中や唾液中の各種ホルモン、免疫細胞などの測定が行われる。なお、心理生理学的な指標の測定には機材が必要であり、時代とともに進歩していくものである。

6. 健康心理アセスメントの将来

　健康心理学に限らず、心理学が科学として発展していくためには、アセスメントの問題は大変重要である。また、測定されたデータを解析することもアセスメントのプロセスに入れてよいだろう。心理学の教育・研究で統計学が必須とされているのはこのためである。ところで、測定されたデータはそれぞれが独立しているのではない。現象間に関連性があるからこそ多面的なアセスメントが行われているのであるから、個々のデータを独立に分析するだけでなく、人間の全体性に注目した方法によって測定・評価・分析されることが望まれるのではないだろうか。いわゆる要素還元主義的な発想から全体性の視座に立った方法論も検討されるべきであると考える。このことは今後の課題である。

（鈴木　平 [1，2，5，6節]・上野雄己 [3，4節]）

第4章

健康とストレス

　ストレスはうつ病などの精神的疾患だけでなく、がんや心疾患などの身体的疾患のリスク要因でもあるとされる。ストレスを避けるだけでなくストレスを理解し、上手にコントロールしていくことは健康心理学にとって重要な課題である。本章では、ストレスの理論、ストレスの原因となる要因、ストレスによっておこる反応や疾病、ストレスを緩和する要因について学ぶ。

1. ストレスとは何か

　現代はストレスの時代と言われ、ストレスは広く日常的に用いられている。ストレスという用語は、14世紀ごろには苦悩や逆境という意味で用いられていたが、その後物理学で圧力や歪みを意味する言葉として使用されるようになったとされる。医学や心理学でストレスという用語が用いられるようになったのは近年になってからで、心や体に負荷がかかって心身のバランスがくずれ、ひずみが生じている状態のことをいう。そしてストレスを引き起こす原因となる刺激はストレッサー、ストレッサーによって生じる心身の不適応な状態をストレス反応と区別して使用される（図4-1）。

　ストレッサーは以下のような3つに大別される。① 暑さ、寒さ、騒音、薬物、悪臭などの物理的ストレッサー、② 細菌、花粉などの生物的ストレッ

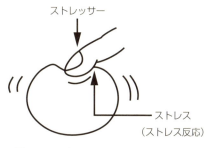

図4-1　ストレッサーとストレス反応

サー、③配偶者の死、職場の人間関係、育児、転勤などの心理社会的ストレッサーである。現在ではとくに心理社会的ストレッサーが問題となっている。

　ストレス反応は、ストレッサーの刺激をうけ生じる反応であり、心理的反応だけでなく身体的反応や行動的反応としても現れる。例えば、心理的反応は、不安感、イライラ、悲しみ、無気力などとして現れる。身体的反応には心拍数の増加、血圧上昇、頭痛、下痢、胃痛などがある。行動的反応としては集中力の低下、飲酒・喫煙量の増加、引きこもりなどがある。これらのストレス反応は生体がストレッサーの刺激によって生じたひずみを正常の状態に戻そうとする防衛反応といえる。

2.　ストレスに関する理論

キャノンの緊急反応説

　最初にストレスという用語を医学的に用いたのはキャノン（Cannon, 1935）であるとされる。キャノンは犬に吠えられた猫がアドレナリンを分泌させ、瞳孔の拡大、心拍数や血圧の増大、内臓や皮膚への血流の減少、筋肉への血流の増加、筋肉の収縮力の増強といった身体反応を示すことを見出した。ストレス状態とは人や動物が外部からの脅威にさらされた緊急時には、最大限に筋力を使って闘ったり逃げたりすることができるような準備態勢であり、闘争―逃走反応なのである。キャノンによればストレスとは、恐怖や苦痛を伴う危険に対する緊急的な情動的反応なのである。

セリエの汎適応症候群

　ストレスの概念を広く知らしめたのがセリエ（Selye, 1936）である。セリエは性ホルモンの研究を行う中で、ラットが病原体、熱刺激や寒冷の刺激、X線照射、運動負荷など全く異なる刺激に対して、(1) 副腎腺組織の肥大、(2) 胸腺・脾臓・リンパ節の萎縮、(3) 胃と十二指腸の出血性の潰瘍という共通の非特異的な変化を起こすことを見出した。このような反応は汎適応症候群と呼ばれ、有害な刺激にさらされた生体はその刺激に対抗しようとホルモン系や自律神経系が活発

第 4 章　健康とストレス　　43

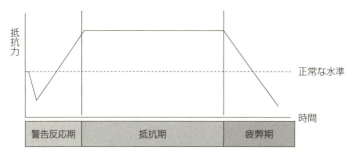

図 4-2　汎適応症候群

になり、その過程は図 4-2 のように 3 段階の特徴的パターンを経て進行する。

① 警告反応期：有害刺激や緊急事態に突然直面した生体が危険を知らせる警告を出している状態である。この段階はさらにショック相と反ショック相にわけられる。ショック相はストレッサーにより全身の生命維持の混乱が生じ、体温や血圧、血糖値の一時的低下、抵抗力の一時的な低下が生じる。しばらくするとショックに対する防衛反応である反ショック相となり、ショックから立ち直り自律神経系を活発化させストレッサーに抵抗するための準備態勢が整えられる。

② 抵抗期：警告反応期が過ぎてもストレッサーが取り除かれずにいると、ストレッサーに対抗し続ける抵抗期に移行する。生体は正常時以上に抵抗力を高めて、今曝されているストレッサーに適応するが、新たなストレッサーに対する抵抗力は低下してしまう。他のストレッサーに対する抵抗力を犠牲にして、目標のストレッサーに対する抵抗力を高めているのである。

③ 疲弊期：さらにストレッサーが持続すると疲弊した状態となり生体の抵抗力が枯渇してしまい、最初のショック相と同じような状態が生じる。さまざまな身体的疾患の罹患可能性が高まり、生体の防衛反応は限界を超え、ついには死にさえつながってしまう。

セリエのストレス理論は、物理学や工学のストレス概念を生体反応に拡張し医学や生理学、心理学分野における現在のストレス理論の基礎となった。

表 4-1　社会的再適応評価尺度

順位	ライフイベント	得点	順位	ライフイベント	得点
1	配偶者の死亡	100	23	子どもが家を離れる	29
2	離婚	73	24	親戚とのトラブル	29
3	夫婦の別居	65	25	個人的な成功	28
4	留置所に拘留，刑務所に入るなど	63	26	妻の就職や離職	26
5	家族の死亡	63	27	就学や卒業，退学	26
6	けがや病気	53	28	生活状況の変化	25
7	結婚	50	29	習慣の変更	24
8	解雇	47	30	上司とのトラブル	23
9	夫婦の和解	45	31	仕事の時間や状況の変化	20
10	退職や引退	45	32	住居が変わる	20
11	家族が健康を害する	44	33	学校をかわる	20
12	妊娠	40	34	レクリエーションの変化	19
13	性的障害	39	35	宗教活動の変化	19
14	家族が増える	39	36	社会活動の変化	18
15	仕事の変化	39	37	1万ドル以下の抵当か借金	17
16	経済状況の変化	38	38	睡眠習慣の変化	16
17	親友の死亡	37	39	家族・親戚づき合いの回数の増減	15
18	転職または職種換え	36	40	食習慣の変化	15
19	配偶者との論争の回数の増加	35	41	休暇	13
20	1万ドル以上の抵当か借金	31	42	クリスマス	12
21	担保物件を失うなど	30	43	ささいな違法行為	11
22	仕事上の責任の変化	29			

ライフイベントとデイリーハッスル

　精神医学者のマイヤーは精神障害の発症の原因をそれ以前に体験した生活環境との不調和によるものであると考え、体験した出来事をライフチャートとしてデータの収集を行った。その方法を引き継いだホームズとラーエ（Holmes & Rahe, 1967）は、日常的な出来事によっておこる変化に再適応するために必要な労力と時間というストレスの度合いを、結婚の50点を基準値として、各イベントのストレス値を序列化したSRRS（Social Readjustment Rating Scale：社会的再適応評価尺度）を作成した（表4-1）。そして1年間の合計得点が高くなるほど病気になる可能性が高いとした。日本でもこれにならったさまざまなライフイベントの尺度が作成されている。

　しかしながら、その後の研究によってSRRSの合計得点による疾病予測力はそれほど高くないと批判されるようになった。ライフイベントのような重大な出来

事ではなく、デイリーハッスルと呼ばれる頻繁に経験する些細で慢性的な日常的な出来事の方が健康に与える影響が大きいとされるようになった。例えば、近所の騒音、職場の人間関係、物を紛失するなどである。最近の興味深い研究としては、ガミガミと小言の多いパートナーを持つ男性の早期死亡率が高いという結果が出されている。しかしいずれにしても、大小さまざまな出来事全てが常に誰にでもストレッサーになるとすると、人生はつらいだけのものになってしまう。実際はそうではなく、人によりあるいは場合によりストレッサーとなる出来事は異なり、生じるストレス反応も異なっているのが現実である。なぜそのようなことが起こるのかを説明してくれるのがストレスの心理学的モデルである。

ストレスの心理学的モデル

　ラザルスとフォルクマン（Lazarus & Folkman, 1984）は、人間の心理的ストレスの研究を組織的に行い、ストレスを環境と個人との相互作用の結果と捉え、ストレスの認知的評価モデルを提唱した（図4-3）。デイリーハッスルなどの出来事それ自体よりも、それをどのように解釈するのかという個人の認知的評価の重要性を示した。認知的評価では次のような2つの評価がなされる。

　① 一次的評価：ある事態に直面すると、その事態の分析と評価が行われる。自分にとってこの状況は重要かという関係性の評価と、この状況が現在ま

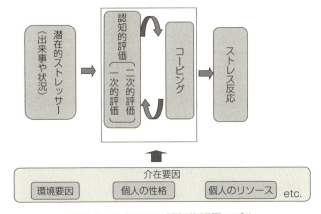

図4-3　ストレスの認知的評価モデル

たは将来における自分にとって害や喪失をもたらす脅威に満ちたものか、挑戦したくなるものかという脅威か挑戦かの評価がなされる。

② 二次的評価：自分のリソースを吟味し、この特定の状況に対して自分は対処できるかという対処可能性、この対処手段は効果的かという対処の有効性についての評価がなされる。

これらの評価によって、この状況は自分にとって脅威であり、自分の持つリソースでは十分処理できない、コントロール不可能で自分にはどうしようもないと評価されると、不安や抑うつ、イライラや怒り、絶望感などの情動的反応が生じる。その場合、その状況はストレッサーとなる。すなわち、身の回りで起こる全ての出来事は潜在的にストレッサーでありうる。どのように解釈するかという個人の認知的評価によってストレッサーになるかならないか、そしてストレス反応が生じるかどうかが決定される。認知的評価はまたどのような情動的反応を起こすのかにも影響する。例えば、1週間後に試験があると知らされた時、「また試験か。たいした試験じゃない。」と重要性を低く捉えた場合には平静でいられるだろう。一方、「大事な試験だ。失敗したら大変なことになる。1週間じゃ準備なんてできない。」と思った時には、不安感や焦りでいっぱいになるかもしれない。「大事な試験だけど、これまでの資料もあるし、1週間あれば準備できる。」と捉えた場合には緊張はしても平静を保てるだろう。このように同じ状況でもストレッサーになるかどうか、どのような情動的反応が生じるかは認知的評価によって違ってくる。

3. ストレス対処

ストレス状況にさらされると、その状況をなんとかしよう、抑うつ、イライラなどの不快な反応を緩和しようとさまざまな努力がなされる。このストレス状況にうまく対応しようとする認知的、行動的努力をストレス対処（コーピング）という。ストレス対処の方法は、表4-2のようなさまざまな方法があるが、問題焦点型対処と情動焦点型対処の2つに大別される。

① 問題焦点型の対処：ストレス状況をもたらしているストレッサーと自己の

第4章　健康とストレス　47

表4-2　ストレスコーピングの方法

問題焦点型	情動焦点型		
支援を求める	回避する	ユーモアを用いる	あきらめて受け入れる
直接アサーションする	否定する	活動性を高める	意味をさがす
直接行動する	発散する	そのことだけを考える	自己批判する
情報を求める	気分転換する	身体的活動をする	代わりのものを使う
論理的に分析する	心配する	肯定的に再評価する	希望的に考える
計画的に問題解決する	感情を隠す	祈る	情緒的なアプローチをする

出典：Sarafino & Smith (2014).

対処資源との不一致を検討し、その解決を目的とした対処である。ストレッサーに関する情報を収集し対策を考えるなどのストレス状況そのものの解決に焦点を当てる。問題解決のしやすい順番をつけたり、他の人に相談したり、過去の経験を参考にするなど問題に積極的にかかわる対処である。

② 情動焦点型の対処：問題そのものに取り組むのではなく、即座に問題解決をはからず、距離を置き問題を考えないようにする、気ばらしをする、ユーモアを用いるなど、喚起された不快な感情を和らげようとすることに焦点を当てた対処である。

ラザルスとフォルクマン（Lazarus & Folkman, 1984）は、ストレス対処は自らの評価に基づいた常に変化するプロセスであるとしているように、ストレス対処はストレス状況に応じて適切に使い分けることが重要である。ストレス状況の解決策が見つからない状況では情動焦点型対処を採用したり、ストレス反応を和らげてから解決の方法を検討したりすることも大切である。また、いつも決まったストレス対処法に頼るのではなく、多様性を身につけ、柔軟に選択することが必要である。

4. ストレスに影響する心理社会的な要因

ストレス状況が同じであってもストレス反応には個人差があり、また同じ人でも時によってストレス反応が異なる。このような違いを生み出すのが、パーソナリティ、ソーシャルサポート、社会的スキルなどの心理社会的要因である。

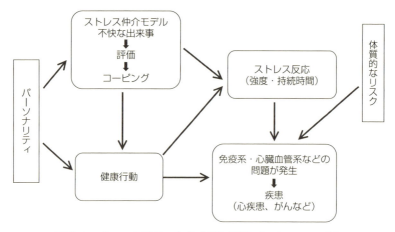

図4-4　パーソナリティから疾患に至るプロセスのモデル

疾病誘発パーソナリティ

　パーソナリティとストレスとは密接な関係にあることがわかっている。図4-4に示すように、パーソナリティはストレスの反応を強めたり継続させたりするなど病気を誘発する要因である。このような疾病誘発パーソナリティには、タイプA行動パターン、タイプC行動パターン、タイプD行動パターンなどがある。

① タイプA行動パターン：フリードマンとローゼンマン（Friedman & Rosenman, 1974）によって、虚血性心疾患患者の行動には攻撃的な言動、過剰な競争心、性急でいくつも仕事を抱えるなどの特徴があることが見出され、タイプA行動パターンと命名された。この行動パターンと対照的な行動パターンをタイプB行動パターンとした。タイプA行動パターンをとる者は意識することなく自らストレスの多い生活を作り出していることになり、交感神経の働きや副腎皮質ホルモンの分泌などが過剰になってしまうことで心疾患へと至ると考えられた。タイプA行動パターンを判定する尺度や行動修正のためのプログラムなども多数開発され多くの関心を集めた。しかし、その後タイプA行動パターンによる心疾患の罹患しやすさの検証は失敗が続き、批判なされるようになった。現在では、タイプA行動パターンの中で

第4章 健康とストレス　49

も怒り、敵意、攻撃性のみが重要であろうとされる。

② タイプC行動パターン：がんにかかりやすいタイプC行動パターンがテモショックとドレイア（Temoshock & Dreher, 1992）により提示された。タイプC行動パターン者には怒りや不安を発散せずに抑制する、他者を過剰に気遣い自己主張をしない、自己の不快な感情を否定するなどの特徴があるとされる。他者にとっては何をしても怒ることのない従順ないい人と捉えられるかもしれない。しかし、不快な感情の抑制と継続は免疫機能に影響し疾病の誘発につながる。

③ タイプD行動パターン：心疾患のリスク要因として新たに注目されているのがタイプD行動パターンである。ディノレット他（Denollet et al., 1996）は心筋梗塞にかかったばかりの患者（40〜60代）のパーソナリティー評価を行い追跡調査で死亡した患者、再発した患者には、（1）怒りや不安などの否定的感情の生起・継続、（2）ちょっとした関わりが苦手という社会的抑制の2つの特徴があることを見出した。近年、循環器系医療機関では心臓疾患との関連を示すパーソナリティとしてタイプA行動パターンよりタイプD行動パターンが注目されている。

ストレス・病気に強いパーソナリティ

① 楽観主義：物事がうまく進み、悪い事よりも良いことが起こるだろうという信念を持つ傾向を楽観主義という（Scheier & Carver, 1985）。このような楽観主義の高い人は免疫機能が高く長生きであることがわかっており、楽観主義はストレスを抑制し心身の健康を促進するとされている（Scheier & Carver, 1985；Seligman, 1991）。例えば、心臓バイパス手術を受けた患者を対象に行った研究では楽観傾向者は手術の回復が早く、将来の発作可能性に対する懸念・恐怖心が少ないことなどが明らかにされている（コラム5参照）。

② 自己効力感：バンデューラ（Bandura, 1997）によって提唱された概念で、ある結果を生み出すために必要な行動をどの程度自分がうまく行うことができるかという個人の確信である。一般性セルフエフィカシーの高い人は、抑うつ感が低く、積極的に行動し、精神的健康が高い。

③ ハーディネス：コミットメント、コントロール、チャレンジの3つの要素

で構成される。コミットメントは物事に没頭する傾向でありさまざまな状況に対して創造的に、充分な努力を持って関与しようとする傾向、コントロールは人生は自分の支配下にあると捉え自己の影響力を信じ行動する傾向である。チャレンジは、困難な出来事にも積極的に挑戦する傾向であり、問題を自分の安全を脅かすものと見るのではなく乗り越えるべき挑戦、自分を成長させるチャンスとみなす傾向である。ハーディネス全体としてのストレス過程への影響とともに3つの要素がストレッサーの認知、ストレス対処、ストレス反応にそれぞれ異なる影響を及ぼす可能性も示されている。

このほかにLOC（Locus of Control：統制の所在）やレジリエンス（コラム8参照）などもストレス評価に影響する。

ソーシャルサポート

ソーシャルサポートは、ストレス反応に影響し心身の健康に大きな影響を及ぼす。バークマンとサイム（Berkman & Syme, 1979）はアメリカのアラメダ地方の住民を対象にした9年間の縦断研究を行ったところ、豊かで良好な人間関係のネットワークを持つ人ほど死亡率が低く、健康で長生きであることが明らかになった。その後も同様の研究が行われ、ソーシャルサポートは不安や抑うつや精神疾患、がんの罹患率、死亡率などによい効果を持つことも示されている。

ソーシャルサポートの定義は一貫してないが、家族、配偶者、友人、同僚など、個人を取り巻くさまざまな他者や集団から提供される有形、無形の援助である。共感や愛情を示すなどの情緒的サポート、自己評価を高めるフィードバックを与えるなどの評価的サポート、役に立つ情報を提供する情報的サポート、必要な作業を手伝うなどの実際的サポートに分類されている。このようなソーシャルサポートは、ストレッサーに対する個人の認知的評価やストレス対処にポジティブな効果をもたらしストレスを緩和する要因となる。

ソーシャルサポートのストレス緩和効果については次のような2通りの考え方がある。一つは直接効果であり、ソーシャルサポートはストレスの高さに関係なくストレスを和らげる一定の効果をもち、ソーシャルサポートの高い人は低い人よりも常に健康状態が良い（図4-5）。もう一つは緩衝効果であり、低ストレスの

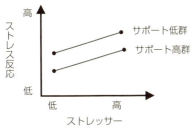
図 4-5　ソーシャルサポートの
　　　　ストレス直接効果

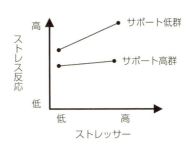
図 4-6　ソーシャルサポートの
　　　　ストレス緩衝効果

時にはソーシャルサポートは効果を持たないが高ストレスになり個人の対処能力を超えると効果が認められる（図4-6）。

社会的スキル

社会的に受け入れられているか、あるいは社会的に価値があるとされているやり方で、社会的場面において、本人にも相手にも互いに利益になるように相互作用する能力であり、人間関係を円滑に進めるためのスキルを社会的スキルという（菊地，1988）。ストレッサーとして人間関係に起因するものは多く、社会的スキルはストレスに大きく影響する。社会的スキルは学習で獲得可能であり、発達過程で生活の中で身につけることが大切である。しかし、近年では家庭や地域で社会的スキルを学習する機会が減少し問題となっていることから、SST（Social Skills Training：社会的スキル訓練）という専門的なトレーニング法も実施されている（コラム 19 参照）。

5.　ストレス反応と病気

ストレス反応の生理的メカニズム

ストレスが疾病の発症に至らしめるには直接的、間接的な2つの経路がある。直接的経路はストレスの生理学的経路（図4-7）である。

直接的経路では、ストレッサーであると認識されると、視床下部が興奮し副腎

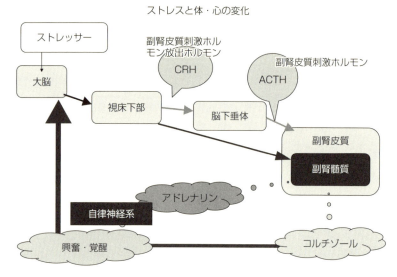

図4-7　ストレスの生理学的経路

出典：山田（2007）．

皮質刺激ホルモン放出ホルモン（CRH）が放出される。脳下垂体はこの刺激をうけて副腎皮質刺激ホルモン（ACTH）を放出して副腎皮質を刺激することでコルチゾールが分泌される。また、ストレスは自律神経系に影響し、交感神経が副腎髄質を刺激しアドレナリンとノルアドレナリンを分泌させる。その結果、心拍促進、血圧上昇、呼吸促進、血糖値上昇、免疫抑制などの闘争―逃走反応状態となり、このようなストレス状態が長期間にわたって持続することによりさまざまな疾患を誘発する恐れが高まる。

　一方、間接的経路は行動を通じた健康への影響である。長期間ストレス状況にあると睡眠障害や生活習慣の乱れが生じやすくなり、BMIの上昇や肥満、耐糖機能低下などが生じやすくなるとされる（Gottlieb & Naresh, 2005）。さらに過度な飲酒や喫煙量の増加も考えられる。ストレスがこういった生活習慣の悪化やリスク行動を増加させることで身体的、精神的疾患を生じさせる可能性を高めるのである。

ストレス関連疾患とストレスの予防

　ストレスが疾患の発症や経過に関係している疾病をストレス関連疾患という。

第 4 章　健康とストレス　53

表 4-3　ストレスと関連する疾患

身体的疾患（心身症）	
循環器系	本態性高血圧・冠動脈疾患（心筋梗塞、狭心症）など
消化器系	消化性潰瘍・過敏性腸症候群など
呼吸器系	過呼吸症候群・気管支喘息の悪化など
神経・筋肉系	緊張性頭痛・慢性頭痛・書痙など
皮膚系	円形脱毛症・じんましん・アトピー性皮膚炎など
内分泌系・代謝系	糖尿病・神経性食欲不振症など
精神的疾患	
パニック障害・PTSD・適応障害・身体表現性障害・反応性うつ病など	

表 4-4　過度にネガティブに捉える認知傾向（考え方のくせ）の例

ストレスになりやすい認知（偏った受け止め方、考え方のくせ）を客観的で相対的なものに修正する。次のような必要以上にマイナスに考えるくせがあるとストレスを引き起こしやすい。

全か無か	なにごとも完ぺき以外は全く意味がないと捉える。
過度な一般化	ほんの少数の失敗や不幸を拡大して捉える。
選択的抽出	プラスを無視して自分の気になる悪いことだけを選び出て捉える。
「すべし」思考	絶対しなければいけないと捉え、できないと怒りや失望を感じる。
レッテル貼り	マイナスのレッテルを貼ってしまい、良いところを見ようとしない。
マイナス思考	マイナスの方向にばかり物事を捉える。
拡大解釈・縮小評価	悪いことはおおきく、良いことは小さく解釈する。
読心術	ほとんど根拠もなく、相手が考えていることを決めつけて悪く捉える。

主な身体的疾患と精神的疾患を表4-3に示した。これらの疾患の原因のすべてがストレスではないがストレスとの関連性が高く、身体的治療とともにストレスへの対応が必要になる。つまり、ストレッサーへの気づきを高める、過度にネガティブに捉える認知傾向（表4-4）の修正を試みる、ストレス対処の効果を再検討し適応的対処にチャレンジする、ソーシャルサポートを活用する、リラクセーションやアクティベーションを上手に活用しストレス反応の低減を図るといったことが必要である。交感神経系の過剰な緊張・覚醒から副交感神経系へと積極的に転換することが重要と言える。その意味でもストレスマネジメントが重要である。また、近年とくに注目を集めているのがマインドフルネス・ストレス低減法である（コラム9参照）。

（石川利江）

Column 5

▶ポジティブ志向

　ビジネスの成功者は積極的でポジティブな考え方をする傾向があることはイメージしやすい。一方で、ポジティブ思考と健康との関わりはどうだろうか？　ポジティブ思考の人は元気で長生きなのだろうか？

　ポジティブ思考の重要な要素に、楽観性がある。楽観性は、"望ましい未来、好都合な未来、または喜ばしい未来が訪れるとする期待感と結びついた気分や態度のこと（Peterson, 2010）"をいう。実は、楽観性が健康に好ましい影響を与えるという先行研究は少なくない。楽観性が身体的健康に与える影響を86の研究をもとにメタ分析をしたレビューでは、楽観性が高いと心血管疾患やがんなどの疾患にかかりにくくなり、免疫力に優れ、死亡率も低めるというように、複数の項目で有意に関連があった（Rasmussen et al., 2009）。楽観性はスキルとして身に付け、鍛えることができるといわれているため、楽観性が高くないと自覚する場合でも改善は期待できる。

　また、ポジティブな感情表出も健康に良い影響が見られる。笑いやユーモアはストレスを軽減するという精神的な効果（宮戸・上野，1996）が示されている。ユーモアがストレス軽減に効果的な理由には3つのプロセスが考えられている。一つは笑うことによって免疫系、内分泌系に影響し、ストレスを低減するという生理的なプロセス、2つ目は自己の直面した重大な問題に対して、ユーモアを用いることで、その過程を小さく再評価し、ストレスが低減するという認知的プロセス、3つ目は対人関係を円滑にし、ソーシャルサポートを受けやすくするという社会的プロセスである（立野，2008）。精神的な効果ばかりでなく、食後の血糖値上昇抑制、疼痛緩和、アレルギー性皮膚症状の改善などの他に、がん細胞を検知して破壊させる機能をもつナチュラルキラー細胞（NK細胞）を活性化させ、免疫機能が向上する効果も報告されている（西田・大西，2001）。

　このような人間の優れたポジティブな機能を客観的に評価し向上させる方法が検討され、ウェルビーイング教育、レジリエンス・トレーニング、ポジティブ心理学コーチングなどさまざまな方法が考えられている。

　ポジティブ思考やポジティブ感情の表出は、健康を増進し、QOLを向上させる大きな力になる。健康心理学の役割の一つに、ポジティブ志向を推進することが挙げられる。

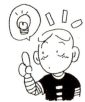

（今田　藍）

Column 6

▶ストレスチェック

　ストレスチェックとは、ストレスの程度を把握するための質問（選択式）に労働者が記入し、それを集計・分析することで、自分のストレスがどのような状態にあるかを調べる簡単な自記式質問票（検査）である。労働安全衛生法が改正され、常時50人以上の労働者を使用する事業場では、2015年12月から、毎年1回、この検査を全ての労働者に実施することが義務付けられた。

　ストレスチェック制度で用いられる質問票は、以下の内容から構成される。

　　① 職場における当該労働者の心理的な負担の原因に関する項目
　　　（ストレス要因）
　　② 心理的な負担による心身の自覚症状に関する項目（ストレス反応）
　　③ 職場における他の労働者による当該労働者への支援に関する項目
　　　（社会的サポート）（※括弧内はストレス理論に対応させた意味内容）

　労働者はこの質問票に任意で回答し、その結果、② ストレス反応が非常に高い、または、② はやや高い程度だが、ストレス要因が非常に高い（① が高く、③ が低い）場合に「高ストレス者」と選定される。

　高ストレス者と選定された労働者が希望した場合には、事業者は医師による面接指導を行わなければならない。その後、事業者は、面接指導を実施した医師から就業上の措置に関する意見を聴取し、医師の意見を勘案し、必要に応じて、適切な措置を講じることになっている。事業者は、労働者の検査結果の不正入手、結果に基づく不利益な取り扱いを禁じられている。

　また、事業者は、結果を集団ごとに集計・分析し、職場におけるストレス要因を評価し、職場環境の改善につなげることで、ストレスの要因そのものを低減するよう努めることとされている。ただし、これは努力義務に留まる。

　ストレスチェック制度の目的は、労働者自身のストレスへの気付き、および、その対処の支援並びに職場環境の改善を通じて、メンタルヘルス不調となることを未然に防止する一次予防である。メンタルヘルス不調者の発見は一義的な目的とはしていない。

　この制度が労働者のセルフケアや、管理監督者（上司等）によるラインケアにつながり、職場全体の心の健康の保持増進につながることが求められている。

（種市康太郎）

Column 7

▶メンタルヘルス不調者の家族

メンタルヘルス不調者の家族の現状

　川上（2006）によると、日本人の24.2%がメンタルヘルス不調に陥る可能性がある。私たちはどうしても不調者本人に目を向けがちであるが、不調者の家族も重い負担を負っている。負担は、ケアや経済的な負担という物理的な負担だけではなく、大切な家族が精神的に変調をきたしてしまったという精神的な負担も大きい。発病のショックから抜け出せず、自分の育て方や対応に悩み、自責的となり抑うつが生じ、家族の精神的変調という目に見えにくい障がいへの対応法もわからず、将来への不安も生じる。また場合によっては、安心・安全な場であるはずの家庭の役割が変質してしまう。偏見やスティグマがもたらす冷たい世間の目を恐れ、人付き合いを避け孤立してしまう家族も少なくない。

メンタル不調者の家族への支援

　こうしたメンタルヘルス不調者の家族に最初に目が向けられたのは、1950年代のアメリカにおいてである。ただそれは、ベートソンの二重拘束説に代表されるようなメンタルヘルス不調の原因としての家族であり、家族支援の立場に立つものではなかった。その後1970年代になってアンダーソンら家族療法家の一部が、家族療法と認知行動療法の技法を用い、教育的なアプローチと対処技能・問題解決能力の向上を組み合わせた心理教育的家族支援を行い、成果を上げるようになった。その試みは欧米各地に広まり、日本でも1980年代以降行われるようになった。

　その特徴として、家族と施行者がパートナーとして当事者のメンタルヘルス不調に対処することがある。次に、解決志向であることが挙げられる。家族の過去の困難への対応を承認しつつ、今後どのように対応すれば良いのかに着目する。このような試みは、グループで行うことにより苦しんでいるのは自分達だけではないことに家族が気付き、孤独感から解放されるメリットもある。

　以上の家族に対する心理教育は、困難や負担の減少という好ましい効果を家族に与える（Yamaguchi et al., 2006）が、当事者にも再発率・再入院率を低下させる等の効果をもたらす。

（山口　一）

患者の病気対処

1. 生活習慣病と患者の病気対処

生活習慣病の予防と肥満の改善

　生活習慣病は、厚生労働省（2008）の定義によると、「食習慣、運動習慣、休養、喫煙、飲酒等の生活習慣が、その発症・進行に関与する疾患の総称」である。これに含まれる疾患は、高血圧、糖尿病、がん、冠状動脈疾患、脳血管疾患などがある。「生活習慣病」という名称には、子どもも含めて一生にわたって健康的な生活を心がけ、病気になることを予防すべきものという意味が含まれている。生活習慣病予防は健康心理学における重要な課題の一つといえる。

　メタボリックシンドローム（内蔵脂肪症候群）は、内臓に脂肪がたまり、高血圧や高血糖、高脂血症などの症状が一度に複数出ることを示す考え方である。生活習慣の乱れと関連疾患発症の様相をドミノ倒しに見立てて表した考え方が、「メタボリックドミノ」である（図5-1；伊藤，2003）。これは、さまざまな病気が、連鎖して発症していくことを表現している。ここに示されているように、肥満とくに内臓脂肪蓄積型肥満は、病態の上流にあり、遺伝的背景に環境因子が加わり、各危険因子が経時的に連鎖することでより重大な病気につながる。また、メタボリックドミノのすべての段階では、血圧上昇作用のあるレニン－アンジオテンシン系の活性が連続的に関与していることが明らかになっている。

　肥満とは、「脂肪が過剰に蓄積された状態」を指す。日本ではBMI 25以上を肥満としている。これは日本肥満学会が定義した基準であるが、この基準を越え

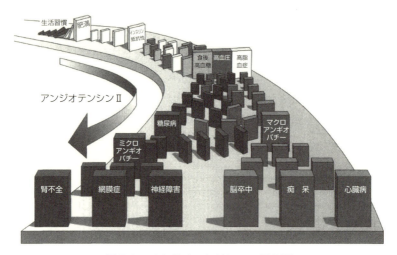

図5-1　メタボリックドミノの概念図

出典：伊藤 (2003).

るとさまざまな問題が起こるとされている。肥満全体の95％にあたる単純肥満は、摂取エネルギーが消費エネルギーを上回るために起こる肥満である。そのため、肥満になりやすい生活習慣を見直すこと（第2章参照）は、多くの生活習慣病の予防につながる。なお、生活習慣は成人期の習慣だけでなく、こども時代からの生活習慣、胎児の時の母親の栄養状態や母親の生活のありようによっても影響を受ける。発達初期からの健康教育が重要といえる。

病者の心理と対処

　健康な時に、私たちは病気を病理構造といった医学的視点や、その疾患に対する一般的・社会的な認識や問題として捉える。しかし、同じ病気でも病気の体験過程は個人差が大きい。患者の心理状態は、「死に対する不安や恐怖」、「身体の一部喪失や機能喪失に対する不安」、「家庭・職場からの分離不安」、「食事や運動などの制限に伴うストレス」、「個人的な秘密を知られることへの不安」、「治療状態からくる心理的ストレス」（坂田, 1987）といった不安やストレスとして示されるが、これらの問題を一般化して捉えるのではなく、個人の体験として理解する必要がある。クラインマン（Kleinman, 1988）が「個人の病がもつ特有の意味を検

討することで、苦悩を増幅させる悪循環を断ち切ることができる」と述べているように、個々の体験を援助者が理解することには重要な意味がある。

ところで、病気になると、私たちは自分にとって良いと思われるさまざまな方法で自分の病気に適応しようとする。病気適応とは、① 病気に対して自分なりの意味を見出すこと、② 病気を受け入れるプロセスであること、③ それによって望ましい状況を実現することである（片山, 2009）。自分の病気に「意味を見出す」ことは、それができなければ絶望感を抱き、できれば安寧を認識できる（Bowes et al., 2002）と示されているように、病気に「意味を見出す」ことは適応のための重要な要素である。しかし、対処行動として「意味の探求」を行っている間は、否定的な感情が継続している（Kernan & Lepore, 2009）との報告もあるように、この作業は個人にとっては病気と同様に苦悩の一つとなりうる。

多くの生活習慣病は比較的慢性の経過をたどるものが多く、一生涯病気と付き合っていかなければならない場合がある。すなわち、生活習慣病に適応するとは、病気と折り合いをつけるための過程であるともいえるだろう。

病気行動における自己調節モデル

自己調節モデル（図5-2）とは、自分の心身の病的な状態を認知し、健康を回復しようとする健康（正常な状態）への再確立の過程である（Leventhal et al., 1997）。このモデルでは、その過程を解釈、対処、評価の3段階に分け、各段階は均衡状態、つまり平静な状態が得られるまで続くとしている。

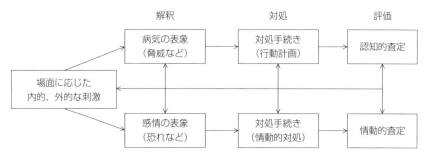

図 5-2　自己調節モデル

出典：Leventhal et al. (1997) に基づいて作成。

第1段階の「解釈（病気認知）」は、個人が病気に対してもつ表象である。病気認知は、私たちが自分の心身に生じた変化を察知するか、他者（医師など）によって病気であると告げられ、病気と対峙することにより生まれる。病気認知には、病気の経過、身体的影響（痛みや障害）、病気が及ぼす社会的影響（仕事や人間関係）、心理的影響（恐れ、不安）などが含まれ、これは、発症時の状況、同定された疾患、過去の体験、個人の社会的背景（年齢、性別、仕事の有無など）により異なる。モデルでは、健康に対する認知的な表象と感情的な表象として受け取られるとしている。

第2段階の「対処」は、病者のさまざまな苦痛を予防、回避、調節するように働くものと見なされている。対処方略は、最初の病気の解釈と過去の問題の対処行動の経験と結果によって選択される。対処とは、その行動が効果的かどうかではなく、患者がおこす全ての行動である。間違った対処の場合はむしろ不適応のリスクとなることもある。

第3段階の「評価」は、個人が対処方略の有効性を評価し、これを続けるか、別の方略を選ぶかどうかを決定（査定）する段階である。

2. 病気の対処と援助

治療の参加を促進する援助

アドヒアランスとは、「患者が積極的に治療方針の決定に参加し、その決定に従って治療を受けること」である。患者にとって最も重要なものは疾病回復である。そのためには、服薬管理、血糖管理などの治療や、生活習慣（食行動、運動、休息・睡眠）の改善に対して、主体的に関わることが重要である。アドヒアランスを向上させるためには、患者がその治療を理解し、受け入れることが必要である。主体的に関わるには、治療計画を立てる際に、患者の日々のスケジュールや活動場面、家族・友人などの周囲の人の支援状況、起こりうる困難などを組み入れることが必要である。アドヒアランスをどう向上するかは慢性疾患を管理する際の中心課題であり、専門的治療法を改善する以上に健康（病気改善）に有効である（Sabate, 2003）。アドヒアランスの向上は健康心理学の重要検討課題の一つ

といえる。

病気受容や適応を促進する相談と援助

　患者は、疾病に伴ってさまざまな問題を抱えている。これらは、前述したような病気に関連して生じる不安などの心理的苦痛のほか、活動制限などの身体的問題、介護等における家族とのかかわりや医療者との関係といった社会的問題などである。それぞれの問題において、現状を把握し、患者がどのように捉えているのかを知った上で、これらの調整をすることが求められる。

　医療者との関係では、とくに医師との良好なコミュニケーションが患者の健康面、心理面のさまざまなアウトカムに正の影響をもたらすとされている。しかし、両者の間には非対称的な関係が存在し、一方的な伝達になりやすい。松田他(2009) は、医療面接における患者コミュニケーション行動モデルを検証し、患者の情報交換セルフエフィカシーを高めることの必要性を提起している。

　また、具体的な援助の例としては、① 受診行動や服薬行動といった疾患回復のための行動に対する医療機関や地域での取り組みに関する情報提供、② アトピー性皮膚炎における外見の変化やかゆみ・痛みといった慢性的な身体的症状に対する苦痛の理解（共感）と対応に関する相談や、ソーシャルサポートの提供(神庭他, 2009)、③ HIV 患者の感染症や遺伝性疾患の疾患発症に対する不安に対する相談、④ 喘息発作の予防や肝炎などの周囲への感染を抑えるための方法や生活上の注意点に関する相談と指導などがある。

その人らしさに基づく生活習慣改善の援助

　生活習慣の改善によって症状を改善させ、将来の見通しが明るくなったと感じられることは、生活習慣病を持ちながら前向きに生活するための重要な要素である。しかしながら、習慣化された行動は、長年の経験を重ねて生活の一部になっているため、無意識のうちに行われている。このように固定化した行動様式を変えるのは非常に困難である。

　日常生活行動や生活習慣を改善させる要因には、「疾患の受容」、「生き方・生きる事への希望」があり、生きがいが闘病意欲を高める（青木他, 2008）。また、行動変容を起こしやすい性格特性については、クリニックなどで積極的な介入指

導・支援を受けた患者のうち、男性では開放性の高い者、女性では誠実性が高い者に対して効果的である可能性があり（梅澤他，2012）、肥満外来のチーム医療による介入では、生活習慣病において過度に楽観的な心理特性は望ましい行動変容を妨げ、病識につながると考えられる適度な不安が行動変容を促進していたことが報告されている（齋藤，2010）。さらに、がんのリスクが高く感情抑制や過剰適応が特徴的なタイプCパーソナリティの下位尺度である「社会的同調性」を低め、「感情抑制傾向」を高めることによって、生活習慣が改善するとの報告もある（石原，2012）。以上のように、行動変容を援助する際にも、個人の生きがいや性格特性を知ることは、効果的な援助につながる。

エンパワーメント　患者の力を信じる支援

　近年、慢性疾患患者の生活の管理を目指したセルフマネジメント教育が広がりつつある（若林，2015；南村，2014）。伝統的な患者教育は情報と技術のスキルを提供するが、セルフマネジメント教育は、患者自身が健康になるために適切な行動をとれるように問題解決技法を教える。セルフマネジメントの中心的な概念は、自己効力感（第2章参照）で、自分が望む目標に達するために必要な行動を実行する自信である（Bodenheimer et al., 2002）。

　そのほか、セルフマネジメント教育を行う際にも鍵となる考え方が、「エンパワーメント」である。エンパワーメントは「自分自身の生活に責任を負うことのできる潜在能力を発見し、発展させること（Funnell & Anderson, 2004）」である。患者数の多い糖尿病を例に挙げると、ケアの98％以上は患者自身によって実行される。実際に、糖尿病では、食事や運動などの日常生活において患者が実践するセルフケア行動が上手に実行されなければ、血糖値の低下を見るのは難しい。このように糖尿病では患者の自己管理が重要であるため、援助者は患者が主体であり、主役であり、責任を負うという視点をもつ必要がある。

　糖尿病エンパワーメントは、「糖尿病は患者のものであり、患者自信が問題を解決し、治療方針を立案していく権利と能力を持っている」という考え方であり、援助者は、患者を信じ、支援し、患者との協働作業を通じて患者の力を十分に引き出すことが期待されている（岡崎，2015）。エンパワーメント・アプローチを用いるためには、援助者は自己管理のプログラムを患者と協力して作り上げること

に対して責任を負うべきである（岡田，2015）。このように患者は病気を持ちながら生きる力を持っており、援助者はそれを患者自身が気付くのを助け、それを実行するための支援をすることが期待される。

3. 主な生活習慣病と対処

健康日本 21（第二次）における生活習慣病の位置づけ

　これまでの国民健康づくり対策の変遷に十分留意しつつ、新たな健康課題や社会背景等を踏まえ、平成 25 年度から平成 34 年度までの「健康日本 21（第二次）」が推進されている。この「健康日本 21（第二次）」では日本の主要な死亡原因の第 1 位のがん、2 位の心疾患や 3 位の脳血管疾患などの循環器疾患に加え、患者数が増加傾向にあり、かつ、重大な合併症を引き起こすおそれのある糖尿病や、死亡原因として急速に増加すると予測される COPD（Chronic Obstructive Pulmonary Disease：慢性閉塞性肺疾患）の 4 疾患が、国民の健康寿命の延伸を図る上で重要な課題とされ「生活習慣病の発症予防と重症化予防」に関する目標が設定されている。したがって、ここではがん、心疾患や脳血管疾患などの循環器疾患、糖尿病、COPD を主な生活習慣病として取り上げる。

がん

　国立がん研究センターがん対策情報センターによる最新統計では 2014 年にがんで死亡した人は 36 万例以上であった。部位別をみると、男性では、40 歳以上で消化器系のがん（胃、大腸、肝臓）の死亡が多くを占めるが、70 歳代以上ではその割合はやや減少し、肺がんと前立腺がんの割合が増加する。女性では、40 歳代では乳がん、子宮がん、卵巣がんの死亡が多くを占めるが、高齢になるほどその割合は減少し、消化器系（胃、大腸、肝臓）と肺がんの割合が増加する。

　がんは、DNA（遺伝子）が何らかの原因で傷つけられ、細胞が突然変異し、がん化した細胞が発生・増殖することで悪化していくが、免疫機能が備わっているため、がん細胞は発生するたびに駆逐される。しかし、生活習慣をはじめとするさまざまな要因により、がん細胞が生き残り、増殖し周辺臓器に進行する。ただ

し、進行するとはいうものの、その大半は 10 年 20 年単位という長い年月がかかるため、がんが小さいうちに手術で切除したり、薬剤や放射線で除去したりすることで、完治が可能になる。

　国立がん研究センターによれば、日本人男性のがんの 53.3％、女性のがんの 27.8％は、生活習慣や感染が原因と考えられており、「日本人のためのがん予防法」として「禁煙」「節酒」「食生活」「身体活動」「適正体重の維持」「感染」の 6 つの要因を取りあげている。

　生活習慣の改善などでがんになるリスクを低減することは可能であり、健康心理学の役割が期待されるが、「がんにならないようにする」ことは難しい。したがって、がんの早期発見・治療によりがんの死亡率や羅患率を低下させる必要がある。がんの早期発見を目的にがん検診が実施されており、一般的にがん検診でみつかった早期がんは予後が良いとされている。受診行動の促進にも健康心理学のモデルが活用できる。

　しかし、日本のがん検診の受診率は、平成 25 年「国民生活基礎調査」によると、男性では、胃がん、肺がん、大腸がん検診の受診率は 4 割程度であり、女性では、乳がん、子宮頸がん検診を含めた 5 つのがん検診の受診率は 3 〜 4 割台となっており、とくに子宮頸がん、乳がんについては、検診受診率が低い状況にある。したがって、がん検診を現在より普及させ、より多くの人が受診することが重要である。がん対策に関する世論調査（内閣府，2015）によれば、がん検診を受診しない最大の理由は「時間が無い」であり、次いで「経済的負担」「がん認識への恐怖」であった。検診の主観的利得と主観的障害を考慮して（第 2 章参照）定期的ながん検診を勧める必要がある。

　がん患者は、がんの診断確定の検査を受ける時、病状告知や治療に伴う諸症状の出現の時、症状について医療者の説明が不十分な時などにさまざまな不安が生じる。また、がん患者が体験している苦痛は全人的苦痛と呼ばれ、身体的苦痛のみではなく精神的な側面や社会的な側面、スピリチュアルな側面からも捉える必要がある（小松・川本，2014）。がん患者への心理社会的な支援としての認知行動療法（藤澤，2011）、グループ療法（山道・保坂，2003）、呼吸法、ヨガ、瞑想をとりいれたマインドフルネス・メディテーション療法（安藤・伊藤，2012）（コラム 9 参照）は不安・抑うつ感の低下に効果があることが報告されている。

第5章　患者の病気対処　65

　また、国立がん研究センターでは、がんと上手につき合うための工夫として、① 自分の気持ちについて振り返る　② 自分らしくがんとつき合う　③ 支援団体や自助グループのサポートを得る　④ 心のケアの専門家に相談する　⑤ リラックス法や音楽、といった気持ちをうまくコントロールできる5つの方法を挙げている。この5つ以外でも自身に合うものをその時の状況に応じ、積極的に取り入れていくことで、日常生活の改善や痛みの軽減にもつながる。

循環器疾患

　循環器疾患は日本の主要な死因の一つであるが、これらは単に死亡を引き起こすのみではなく、急性期治療や後遺症治療は個人・社会的にも負担は増大している。代表的な循環器疾患には、脳の血管に由来する脳血管疾患と心臓の血管に由来する虚血性心疾患がある。

　循環器疾患の発症のリスクを高める要因には、肥満、喫煙、健康に影響を及ぼす量（1日2合以上）の飲酒、身体活動や睡眠時間の不足、高血圧症、糖尿病、脂質異常症、歯周病などがある。また、目標志向性が高く、競争心・攻撃性・時間的切迫感を持ちやすいタイプAパーソナリティ（福西・山崎, 1995）も危険因子であると考えられている。とくに、最も重要な原因には高血圧が挙げられている。高血圧の状態が長く続くと動脈の弾力がなくなり、動脈硬化が起こる。この動脈硬化が循環器疾患の原因となる。血圧は収縮期120mmHg、拡張期80mmHgまでに保たれていると、心臓への負担や動脈硬化が生じにくく、望ましいと考えられている。

　生活習慣を改善すること（第2章参照）で、これらのリスク要因を減らし、循環器疾患発症を予防することができる。

i. 脳血管疾患

　厚生労働省発表の平成26年「患者調査の概況」によると、脳血管疾患の総患者数（継続的な治療を受けていると推測される患者数）は117万9000人で、平成23年の調査と比べて減少傾向が示されている。

　脳血管疾患とは、脳の血管のトラブルにより、脳細胞が破壊される疾患の総称で、主に「出血性脳血管疾患（代表的なものは脳出血）」と「虚血性脳血管疾患（代

表的なものは脳梗塞）」の2つのタイプがあり、これらは「脳卒中」とも呼ばれている。「脳出血」は、入浴時や排便時、興奮した時など血圧の上昇をきっかけとして起きやすいのが特徴であり、「脳梗塞」は、夜間や起床時などに発症することが多く、筋肉の麻痺などが起きやすく、再発率が高いのが特徴である。血管の詰まりや破裂が脳のどの部分で起こるかによって、それぞれ症状の出方は変わるが、片方の手足・顔半分の麻痺やしびれ、ろれつが回らない、言葉が出ない、立てない、歩けない、激しい頭痛が起こるなどの症状が起きたら、脳血管障害を疑い、直ちに（4.5時間以内）、医療機関を受診する必要がある。脳血管疾患は他の病気と異なり、一命をとりとめてもしばしば身体の麻痺や言語障害などの後遺症が残り、脳血管性認知症を発症する場合もあり、生活機能の低下や要介護状態となる。

ii. 虚血性心疾患

厚生労働省が3年ごとに実施している「患者調査」の平成26年（2014年）調査によると、心疾患（高血圧性のものを除く）の総患者数（継続的な治療を受けていると推測される患者数）は172万人以上で、前回の調査に比べて増加傾向が示された。

虚血性心疾患は心臓の筋肉（心筋）に、酸素や栄養を含む血液を送り込んでいる冠動脈が動脈硬化などの原因で狭くなったり、閉塞したりして心筋に血液が行かなくなることで起こる疾患で、代表的なものには、狭心症と心筋梗塞がある。「狭心症」は、強い胸の痛みや圧迫感、息切れなどが特徴的な症状である。「心筋梗塞」の典型的な症状としては激しい胸の痛みや圧迫感、息苦しさがあり、場合によっては嘔吐や意識喪失も起こる。また、放置すると心筋が壊死し、不整脈が出たり、心不全に至るため、早急に（6時間以内）、血流を回復させる治療を受けることが必須である。虚血性心疾患は性差があり、女性は男性に約10年遅れて発症し、その病態・症状・経過は男性とは異なっている（清野, 2006）。男女の発症年齢の差は、閉経前の女性がエストロゲンによる抗動脈硬化作用によって守られていることによる影響と考えられ、閉経そのものがリスクである可能性が強く示唆された。

糖尿病

平成 26 年「患者調査」によると、糖尿病の患者数は 316 万 6000 人で過去最高となった。厚生労働省の平成 26 年「国民健康・栄養調査」では、糖尿病有病者（糖尿病が強く疑われる人）の割合は、男性で 15.5%、女性で 9.8% であり、50 歳を超えると増えはじめ、70 歳以上では男性の 22.3%、女性の 17.0% が糖尿病とみられる。

糖尿病とはインスリン（ホルモン）作用の低下により、体内に取り入れられた栄養素がうまく利用されずに、血糖値（血液中のブドウ糖の濃度）が上がる疾患であり、糖尿病はひとたび発症すると治癒することはない。また、糖尿病は、高血圧、高脂血症、肥満などとともに、動脈硬化性疾患（脳血管疾患、虚血性心疾患）の重大な危険因子である。

糖尿病はひとたび発症すると治癒することはなく、放置すると網膜症・腎症・神経障害などの合併症を引き起こし、末期には失明、透析治療が必要となることがある。早期の気づきと対応が重要である。

COPD

COPD（慢性閉塞性肺疾患）は、タバコなどの有害な空気を吸い込むことによって、気管支（空気の通り道である気道）や、肺胞（酸素の交換を行う肺）などに障害が生じる結果、空気の出し入れがうまくいかず、通常の呼吸ができなくなり、息切れが起こる疾患である。長期間にわたる喫煙習慣が主な原因であることから、COPD は "肺の生活習慣病" といわれている。

平成 26 年「患者調査」によると、慢性閉塞性肺疾患の総患者数（継続的な治療を受けていると推測される患者数）は、26 万 1000 人、男性が女性の 2 倍以上と多いのがこの疾患の特徴である。COPD で傷付いた肺を元に戻す方法はなく、そのため COPD と診断された時点で残っている肺の働きをそれ以上低下させないようにすることが治療となる。

COPD の原因のほとんどは喫煙で、患者の約 9 割は喫煙者か前喫煙者であり、COPD の予防法は喫煙しないことに尽き、そして COPD の治療法も、喫煙しないことである。COPD の患者は喫煙歴が長いことから、肺がんになる危険性が

かなり高くなりやすいため、がん検診を受けることが勧められている。

4. 生活習慣の改善

　生活習慣病の背景因子として図5-3のように、「遺伝性因子」、「環境因子」、「生活習慣因子」が考えられており、「遺伝性因子」には、加齢、人種、性別、家族歴、「環境因子」には、病原体、気候、ストレッサー、有害物質、「生活習慣因子」には、食・運動習慣、喫煙、飲酒などが挙げられ、これら3つの因子は相互に関連している。とくに、「生活習慣因子」は生活習慣病の最も重要な背景因子であり、生活習慣は改善可能とされており、健康心理学の果たす役割は大きい。

　生活習慣改善は個人が健康行動を実践することにより図られる。自分自身の生活について自分で統制できると知覚する自己効力感や健康への信念や態度が、その個人の健康行動を予測することができるとされており、健康行動の実践には、健康と疾病についての考えと態度を知ることが重要となる。また、行動変容のための理論やモデル（第2章参照）が活用されている。

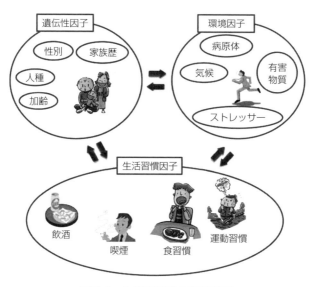

図5-3　生活習慣病の背景因子

メタボリックドミノ（図5-1参照）を予防するには、まず、適切な生活習慣を確立し、健康を増進し病気の発生を予防することである（一次予防）。また、健康診断（特定健康診断）などにより病気を早期発見・早期治療することにより病気が進行しないうちに治すことである（二次予防）。病気が進行した場合、適切な医療やリハビリテーションにより、病気や障害の進行や重症化を防止することである（三次予防）。

とくに、生活習慣病の二次予防を充実させるための施策として、メタボリックシンドロームに着目した健診制度である、「特定健康診査および特定保健指導」が2008（平成20）年度より高齢者医療確保法に基づき、40歳から74歳の被保険者を対象とし開始された。特定健康診査は血糖・脂質・血圧などに関する検査である。この検査結果から生活習慣の改善がとくに必要な者（メタボリックシンドローム該当者・予備群）を抽出して、医師・管理栄養士、保健師などによる特定保健指導を実施することにより、生活習慣病予防を目的としている。また、健康増進法に基づく各種がん検診、歯周疾患検診、骨粗しょう症検診、肝炎ウイルス検診もあり、これら検診結果より自身の身体の状態を知る機会となる。

生活習慣の改善には、「自らの健康は自ら守る」という健康への認識と自覚を高めることが必要である。

（片山富美代［1，2節］・柴田恵子［3，4節］）

Column 8

▶レジリエンス

　私たちは、生活をしていく上でさまざまなストレッサーにさらされている。このような状況であるがゆえに研究者達がレジリエンスに注目するのだろう。

　レジリエンスとは、何らかのリスクにさらされてもそののちに望ましい適応を示す概念である。つまり、何らかのストレッサーからの回復、立ち直りの状態へ導くことができる能力・スキルと言える。レジリエンスに関する研究は、1980年代当初は戦争後のトラウマや震災など深刻な状況での心理的影響について論議されてきた。しかし、1990年代になり日常的生活場面におけるレジリエンスにも注目され、2011年以降は急激な研究の増加を示している。

　これまでのレジリエンス研究を見ると、さまざまな人を対象としている。中学生では身体的成熟の変化や友人関係、部活動、学業活動などがストレッサーとなり得ることから、レジリエンスの構成要因やパーソナリティとレジリエンスについて研究されている。高校生では、レジリエンスと不登校の経験の有無や生活習慣との関係性について検討され、学校問題や家庭問題、個人原因などの生活環境がレジリエンスに影響するとの報告がある。特定の状況としては、疾病や障がいを抱えた子どもの家族に関するレジリエンスの概念について検討されている。また職業別では保育士や教師、看護師のレジリエンスについて検討され、看護師は人間関係の良好さが困難な状況を乗り越える上で重要であると報告されている（清野他，2012）。さらに、東日本大震災後のレジリエンスについて検討されている。

　以上のように、ある特定の対象者に限定し、その人々が経験している特有の環境・状況において、レジリエンスの概念を取り入れ、同じ環境の中でもどのようにストレッサーを乗り越えるのかを解明することで、身近にあるストレッサーを自分自身でコントロールすることが可能となるだろう。さらに、その人々の身体的・精神的不調に対する予防や介入方法を考えることにつながる。これらのことは、健康心理学が扱うべき重要な課題と言える。加えて、今後さらに研究者がさまざまな対象者のレジリエンスを研究することは健康心理学の発展に寄与するものであり、対象者に効果的な支援を提供することにつながるだろう。

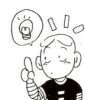

（清野純子）

Column 9

▶マインドフルネス

　私たちは日々の生活を健康に穏やかに過ごしたいと願っている。それにもかかわらず、過去の失敗や未来への不安からさまざまなことに意識を向け考える。それでは一向に心穏やかになることはない。なぜなら私たちの心には許容量があるからである（熊野, 2016）。全ての物事に対して同じような意識の注ぎ方をすることは出来ない。心の許容量が一杯になってしまうと、いくら穏やかさを取り戻そうと色々なところに意識を向けたところで、解決方法は見つからない。ではどうすればよいのか。それは「何とかしようとしない」ことである。物事のありように気づき、そのままを受け入れるような心の態度をとることを意味している。こうした心の態度をマインドフルネスという（熊野, 2012）。

　仏教の禅をもとに、1979年に MBSR（Mindfulness-Based Stress Reduction：マインドフルネス・ストレス低減法）が体系化された（Kabat-Zinn, 1990）。そして現在ではマインドフルネス認知療法や弁証的行動療法、ACT（Acceptance & Commitment Therapy：アクト）など、幅広い対象に効果があることが明らかになっている（熊野, 2012）。また研究も盛んに行われており、大学生を対象とした研究では抑うつ傾向と反すう思考の減弱がみられている（勝倉他, 2009）。

　このマインドフルネスにおいて重要な要素となっているのが脱中心化と身体感覚である（越川, 2016）。脱中心化により注意や感情を制御することが可能となり、物事に対して判断を加えず、ただありのままに受け入れる態度をとることを可能にしている。さらに、マインドフルネス瞑想では自分の身体感覚に注目する。意識は過去や未来などさまざまな方向に向けることが出来るが、身体は常に今この瞬間、この場所にしかない。つまりいつも「今、ここ」の判断を加えない状態にある。こうした心の態度が心身一如をもたらし、心身の健康を保ち疾病を予防することにつながるといえる。

　マインドフルネスに基づくストレス低減プログラムは、慢性疼痛の患者をはじめとし、医学的治療でうまくいかない患者に対する相補療法としての活用から始まった。その後も身体的疾患への適用が多く、技法の内容もボディワークの要素が大きく、心身の健康を扱う健康心理学との親和性が高いとされる（春木他, 2008）。最近は、生活習慣病の改善などの健康教育や子育て支援、学校教育、そして受刑者の教育など多方面で注目されている。

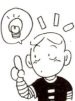

（東　陽子）

Column 10

▶疼痛と健康心理学

　痛みの感覚は、どこかが傷がついた時に現れる症状（急性痛）であり生命維持のバイタルサインとしての基本的機能である。また病院の受診やケアのきっかけにもなる。しかし強い痛みが長く続き中枢神経に過興奮の状態が起こると、その原因で神経回路に一種の記憶として可塑的な異常ができ組織の傷害が治っても痛みが残るためQOLの視点から医療の最重点課題の一つ（熊澤, 1996）と考えられる。国民生活基礎調査（2016）によると、有訴率が高い身体部位は女性も男性も、肩こりや腰痛が上位であることが示されており、過去の調査と比較しても痛みの部位に変化はさほどない。国際疼痛学会の痛みの定義が、不快な感覚性、情動性の体験であり、組織損傷を伴うものと、そのような損傷があるように表現されるものがあると定めていることを、私たちも知っておくべきである。

　腰痛は心理的要因（行動、認知、情動的側面）の影響が大きいことなどが指摘されている（Dersh et al., 2002）。また慢性痛は、痛み関連の個人の情動反応や痛み行動が周囲の反応や生活習慣、環境要因によってオペラント（道具的）条件づけされている（Fodyce, 1973 ; Main et al., 2015）といわれる。

　痛みや不安に対峙する著名なモデルは、慢性痛の恐怖－回避モデル（Lethem et al, 1983）である。これに関連した認知行動療法を主とした研究が蓄積されている。とくに痛みの不安に関しては、これらの他に、マインドフルネス（コラム9参照）やイメージ療法等も用いられる。痛み自体を精神的に減弱させる手段には、痛みから意識をそらす方法と、痛みに注意を集中する方法（Burns, 2006）や、対処と受容（McCracken & Eccleston, 2003）等が挙げられる。介入法のメタ分析（Dixon et al., 2007）では、痛みの教育的な講義、スキルトレーニング等の構造的な方法が最も効果があることが指摘されており、その他にも筋緊張をほぐし緊張と不安を下げるバイオフィードバック、リラクセーション等のストレス対処、情動の非開示法、催眠療法なども有効といわれている。不安や恐怖心で痛みに支配されていた認識や行動に気づくことで、受け身的な視点から積極的・臨機応変・有能へ移行し、自身の能力に対する自信の回復を促す結果、苦痛が軽減され、痛みに対する能動的で適応的な対処行動をとれるようになるといわれている。痛みは生命維持には必要かつ基本的な機能であるが、適応的に対処しQOLを向上させる方法の提案は医療領域のみならず健康心理学の重要な課題である。

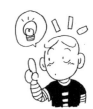

（河野梨香）

第6章

乳幼児期の健康心理学の実践

1. 乳幼児期の特徴

　乳幼児期とは誕生後から6、7歳までを指し、小学校入学までの時期に該当する。この時期は、脳・身体・心などすべての側面でもっとも急速に発育する時期でもあり、この時期の家族との関係や養育環境はその後の人生にとって非常に重要な意味をもつ。以下では乳幼児期の心理・行動的特徴について、エリクソン（Erikson, 1950）の発達段階理論に沿ってみていく。

乳児期（0歳〜1歳：基本的信頼　対　不信）

　乳児期は基本的信頼感を形成することや、安定した愛着スタイルを築くことが大切なこととなる。そのためには、養育者は子どもが泣いて不快を訴えたら、すぐにそれを除いて快適な状態にしてあげる、という敏感さが必要となる。そのような体験がないと、赤ちゃんは愛情への飢餓から知的発達が遅れたり、情緒の発達が遅れたり社会性が不足するといった、ホスピタリズムの傾向をもつことがある。ホスピタリズムとは施設病ともいい、施設で生活している子どもに多くみられる症状である。身体・運動機能・生活能力・精神機能などすべてにわたってその正常な発達が阻害され、悪影響を被ることをいう。子どもはこの時期に、世界は自分を養ってくれ、頼ることができ、信頼するに値すると感じることができれば、その後の親密な人間関係を築き上げていく土台が作られる。それができないと、不信が優勢となる。

幼児前期（1歳〜3、4歳：自律性　対　恥・疑惑）

　この時期になると、幼児は肛門括約筋をはじめとする全身の筋肉が発達し、自分で立って歩けるようになり、排泄をコントロールすることが可能となる。発達課題としては、トイレットトレーニングによって排泄と保持という体験を通じて自律性の感覚を身につけることができるか否かが課題となる。うまく排泄ができれば親にほめられ、失敗すると恥ずかしい思いを体験する。また、徐々に自己主張をはじめる頃であり、攻撃の手段として自分の排泄物を武器として扱うこともある。

幼児後期（3、4歳〜6歳：自発性　対　罪悪感）

　この時期は、侵入するというモードが主流になる。世界にどんどんと侵入していき、自分を主張していく積極性と、それによって自分は罰せられるのではないかという罪悪感の解決が発達課題となる。これらの発達によって、積極性に富む性格、あるいは罪悪感の強い性格になったりする。男の子の場合には正面から攻撃することで自分の思いをとげ、女の子の場合には、自分を魅力的にすることによって、対象を引き付けようとする手段の違いがある。いずれにしても、子どもは自分が世界に対して積極的に取組める存在であることを徐々に認識していく。

　以下では、乳幼児期の健康課題として、愛着の形成、虐待、タッチング、生活リズムの問題を取り上げて検討する。

2.　愛着の形成

愛着とはなにか

　発達心理学の分野で愛着の研究のパイオニアである、イギリスの児童精神科医であったボウルビィ（Bowlby, 1969）は、子どもが危機的な状況に直面して、不安や怖れなどのネガティブな感情を感じた時、親などの特定の人にしっかりとくっつくことで、安心や安全の感覚を回復しようとする傾向があることを発見し、こ

れを愛着と呼んだ。つまり愛着とは、不安や怖れなどの感情の乱れを、自分と愛着対象との間の関係によって調節する仕組みをさす。

　ボウルビィの教えを受けたエインズワース（Ainsworth, 2015）は、愛着行動の個人差について実験的に測定する方法として、ストレンジ・シチュエーション法を考案した。それは赤ちゃんに母親との分離や初対面の他者と出会う場面、そして母親との再会場面を経験させ、各々における反応を分類する方法である。それによると愛着行動は大きく3つに分類されることがわかった。そしてその後、もう一つのDタイプが加わった。

　Aタイプ（回避型）：子どもは母親が実験室を出ても後追いや泣きが見られず、愛着を示さない。このタイプの子どもの母親は、全般的に子どもの働きかけに拒否的に振舞うことが多い。
　Bタイプ（安定型）：母親を安全基地として利用することができ、母親が退室すると泣いたり抵抗しても、母親が戻ってくると再会を喜ぶ。このタイプの子どもの母親は、子どもの欲求や状態の変化などに相対的に敏感であり、子どもに対して過剰なあるいは無理な働きかけをすることが少ない。
　Cタイプ（両価・アンビバレント型）：子どもは母親から離れようとせず、母親と離れると混乱し、再会後も回復が遅く母親を責める行動も見られる不安定な愛着を示す。このタイプの子どもの母親は、子どもからのメッセージに対する敏感さが相対的に低く、自分の気分や都合によって対応の一貫性に欠ける傾向がある。
　Dタイプ（無秩序・無方向型）：その後の1990年代に見出されたタイプであり（Main & Solomon, 1990）、激しい愛着行動の後に回避するなど、一貫性がなく親への恐れなどが含まれる。このタイプの子どもの母親は、心的外傷から十分回復していなかったり、抑うつ傾向が高かったりすることが多い。

　子どもは愛着対象である養育者との関係を通じて、自分がその愛着対象にどのように受け入れられるか否かという自己に関する表象を形成する。それが、自己と他者の関係を認識する特徴となるパターンを形成していく。これを内的作業モデルという。養育者からのケアがなかったり安定しなかったりという経験は、自己評価が低く他者からサポートを得る対人関係における行動のパターンにも反映されるであろう。子どもが何らかの脅威や痛みや病気の時に生じる、不安で心も

とない感情は、養育者を求め養育者の近くにいて安全を確保する行動をとる。これは成人では喪失体験などのライフイベントによって安心感が脅かされた際に、自分と緊密な関係の相手に対しサポートを求めてとる行動パターンになってくる。否定的な養育体験は、このような安全確保をとるための行動に破たんや歪みを生ずるため、成人においても不安定で破たんしやすい自己や他者の認識や愛着行動として連続していく。

3. 虐 待

児童虐待防止法によると、虐待には以下の4種類がある。

① 身体的虐待：児童の身体に外傷が生じ、または生じるおそれのある暴行を加えること。
② 性的虐待：児童に猥褻な行為をすること、または児童を性的対象にしたり、性行為を見せること。
③ ネグレクト（育児放棄、監護放棄）：児童の心身の正常な発達を妨げるような著しい減食、もしくは長時間の放置その他の保護者としての監護を著しく怠ること。
④ 心理的虐待：児童に著しい心理的外傷を与える言動を行うこと。例えば、言葉による暴力、一方的な恫喝、無視や拒否など。

児童虐待をする親の特徴として、虐待の連鎖という観点は重要である。これは、虐待を受けた母親は自らが母親になったときに、また虐待を繰り返してしまうという世代間連鎖をいう。一歳児に対して不適切な養育（身体的・心理的虐待、情緒的ネグレクト、身体的ネグレクト、性的虐待）が認められる母親137名と、そうではない統制群の母親52名とを対象とした研究では、不適切養育群の母親は統制群の母親に比べて、子ども時代に自分自身も実親からの不適切な養育の経験が有意に多いことがわかった（Cicchetti et al., 2006）。さらに不適切養育群の母親は、子ども時代の実母に対して「拒否され放って置かれた」「拒否され脅威だった」というイメージを強く持ち、現在の実母との関係についても「怒り」を強く抱いていることが報告されている。また、不適切養育群の母親は、乳児（自分の子ども）

第6章 乳幼児期の健康心理学の実践　77

に対する「共感の欠如」「体罰」や「不適当な期待」を多く報告することが見出されている。このように不適切な養育を受けると、その影響が次世代にも引き継がれるように続いてしまうことがわかる。

　さらに虐待の危険因子が高まる要因として、子どもがどのような状態で生まれてきたか、つまり正期産児（成熟児）であったか、早期産児（未熟児）であったか、ということも一つの要因である。表6-1はそれぞれによる両親の心理的反応が異なることを示す報告である。それによると、未熟児を産んだ母親は、事態を喪失や失敗と受けとめ、本来喜びと安らぎをもたらすはずの出産が心配と悲しみの原因となってしまい、わが子として受け入れる準備が不完全なままになってしまうことがわかる。さらに未熟児の場合、必然的に母子異室制を余儀なくされる。児に対する感受性や愛おしさが、母子異室制では育ちにくく、わが子への不満を感じる母親の比率が高くなることもわかる。

　もちろん、それらの傾向が即座にメンタルヘルスを悪化させ虐待につながるわけではないが、その潜在的な可能性がある点で注意を要する。

　さらに胎児期にアルコールにさらされたり、母親自身が長期入院をしたり離婚などで母親に代わり愛情を注ぎケアしてくれる人がいなくなる場合、さらには児が未熟児で生まれたり、病気による長期入院を余儀なくされると、愛着関係は混

表6-1　正期産および早期産児に対する両親の情動的反応および順応

	正期産	早期産
1．事態の受け止め方	獲得、成功	喪失、失敗
2．出産に対する反応	喜び、安らぎ	悲しみ、心配
3．気持ちの上での準備	完全	不完全
4．期待した結果	"望んでいた"子ども	"心配していた"子ども
5．自尊心	増加	減少
6．子どもの最初の養育者	母、父	看護婦、医師
7．両親と子ども	同室	分離
8．子どもの社会的反応性	十分に発達	減少または欠如
9．退院時の両親	赤ちゃんと一緒	手ぶらのまま
10．その後の主要な心理的課題	夢と現実の赤ちゃんとの調和	期待していた子への嘆き；予期的悲嘆；子を個人と認め受容する

出典：竹内（1984）より。

乱し、崩壊した愛着をもって育つことがある。このような場合、子どもは発達においてさまざまな問題を抱えることがある。これを愛着障害という。

　愛着障害をもつ子どもの特徴として、感情面では自尊感情が低い、自主性が低い、行動面ではストレスや逆境に直面した時に対処できない、自己コントロール能力の欠如、過度の刺激を求める、人間関係では、自己中心的で他者と適度な距離をとることができない、反社会的態度、共感性の欠如などの症状をもつと言われる（Levy & Orlans, 1998）。

4.　タッチングの重要性

　愛着障害の治療で最も効果のある治療法は、遊戯療法やタッチング、修復的愛着療法である。本章ではこのうち、タッチングと修復的愛着療法について述べる。マイアミ大学医学部のタッチリサーチ研究所における 20 年以上にわたる研究は、産後うつ病の母親に対して、タッチングを毎週 2 回、4 週間続けたところ、母親の不安と抑うつは有意に減少すると同時に、子どもへの接し方が正常になることを明らかにした。タッチングはそれを施術する母親のメンタルヘルスにも好ましい影響があることがわかる。

　またタッチングには、心に傷を負った子どもに対しても効果がある。例えばハリケーンによる震災を受けた子どもたちにタッチケアを 1 カ月続けると、ストレスが減り、PTSD の症状が大きく軽減されたという実験がある（Field et al., 1996）。皮膚に優しく触れることで、不安が減り、安心感を体の感覚として体感できたことで、このような効果が得られたのだろう。

　さらに修復的愛着療法では、HNP（Holding Nurturing Process：抱え養育過程）とよばれる治療も行われる。これは、母子で顔を向きあい目を目を合わせ、腕の中で抱きかかえることである（Levy & Orlans, 1998）。不適切な扱いを受けて愛着障害を抱えた子どもたちは、常にストレスと恐怖や不安を感じている。HNP は、子どもが穏やかでリラックスできる状況を作ることで、ストレスを和らげることができる。そうすることで子どもは、攻撃的で衝動的な感情をコントロールすることを学ぶ。子どもの正常な発達にとって、子どもを無条件に受け入れる人の存在や、安心していられる場所がいかに大切であるかがわかる。

触れることや触れられることは、人間的な体験の基本である。不幸にも身体的・性的虐待あるいはネグレクトの結果、愛着障害を抱えた子どもたちは、概して接触に防衛的で、近づくことや接触されることを恐れる。タッチングやHNPでは、セラピストは子どもに安全で自然な接触をすることで、子どもは悪い接触と健康的な接触の違いを学ぶ。それにより、身体接触への不安は減少し、子どもは居心地の良さと安全を感じるようになる。

そして、乳幼児期の養育者とのタッチングは、児の成人後の情緒の安定や社会性にまで影響を及ぼすことも示唆されている（山口他，2000）。養育者との健全な愛着の関係を構築し、児の将来のメンタルヘルスの維持・増進をはかるためにも、乳幼児期の養育者との十分なタッチングは不可欠のものであると考えられる。

5. 新生児期・乳児期の生活

心身の発達

乳児は、外界への急激な環境の変化に対応し、著しい心身の発達とともに、生活のリズムの形成を始める。とくに、視覚、聴覚、嗅覚などの感覚は鋭敏で、泣く、笑うなどの表情の変化や、体の動き、そして「あーうー」「ばぶばぶ」といった喃語によって、自分の欲求を表現する。また、保護者など特定の大人との継続的な関わりにおいて、愛され大切にされることで、情緒的な絆である愛着が深まり情緒が安定し、人への信頼感を育んでいくが、とくにスキンシップは大きな役割を果たすと言われている。

乳児はこの基本的な信頼感を心の拠りどころとして、徐々に身近な人に働きかけ、歩行の開始などとともに行動範囲を広げていく。新生児は1日のおよそ65～80％は睡眠時間であり、睡眠と覚醒を短いリズムで繰り返している。その後、徐々に目覚めている時間が増え、生後6カ月を過ぎると1日に占める睡眠時間は50％前後に減ってくる。同時に、夜はまとめて寝て、午前と午後に昼寝をするリズムに近づいていく。

また、睡眠リズムは単独で発達するのではなく、授乳や離乳食、運動発達や知

的発達とも大きくかかわっている。ある程度決まった時間に授乳させたり、離乳食を食べさせ、好奇心を十分満たすような遊びをさせ、ほどよく疲れて寝る、というリズムを作っていくことが望ましい。あらかじめ睡眠時間や昼寝の時間を決めて、それを守ろうとするのではなく、その前後の生活にも目を向けていくことが大切である。

事故の予防

次に健康心理学の観点から、新生児期・乳児期の事故の予防について述べる。とくに新生児期や乳児期の子どもの死因として、SIDS（Sudden Infant Death Syndrome：乳幼児突然死症候群）についてみていく。下記に厚生労働省が示しているSIDSの予防のための3項目を紹介する。

① 1歳になるまでは、寝かせる時はあおむけに寝かせる

SIDSは、うつぶせ、あおむけのどちらでも発症するが、寝かせる時にうつぶせに寝かせたときの方がSIDSの発生率が高いことがわかっている（田中, 1997）。医学上の理由でうつぶせ寝を勧められている場合以外は、赤ちゃんの顔が見えるあおむけに寝かせた方が良く、睡眠中の窒息事故を防ぐ上でも有効である。

② できるだけ母乳で育てる

母乳育児が赤ちゃんにとってさまざまな点で良いことはよく知られている。母乳で育てられている赤ちゃんの方がSIDSの発生率が低いことも調査の結果からわかっている（田中, 1997）。

③ 喫煙をやめる

喫煙はSIDS発生の大きな危険因子である（田中, 1997）。妊娠中の喫煙は胎児の体重が増加しにくくなり、呼吸中枢にも明らかによくない影響を及ぼす。妊婦自身の喫煙はもちろん、妊婦や赤ちゃんのそばでの喫煙もやめた方が良い。

このような不慮の事故については、0歳児では死因の第4位であるが、1〜4歳児では死因の第2位と多くなる。さらに5〜9歳になると死因の第1位にもなる（表6-2）。さらに詳細な原因をみると、0歳児は「不慮の窒息」がそのほとん

第 6 章　乳幼児期の健康心理学の実践　81

表 6-2　子どもの死因順位

	1位	2位	3位	4位	5位
0歳	先天奇形、変形及び染色体異常	周産期に特異的な呼吸障害等	乳幼児突然死症候群	不慮の事故	胎児及び新生児の出血性障害等
1-4歳	先天奇形、変形及び染色体異常	不慮の事故	悪性新生物	心疾患	肺炎
5-9歳	不慮の事故	悪性新生物	その他の新生物	心疾患	先天奇形、変形及び染色体異常 肺炎

出典：厚生労働省「平成 25 年人口動態統計」より。

どを占めるが、4歳児ではその割合は減少し、代わりに「交通事故」や「不慮の溺死・溺水」が増加する（厚生労働省「平成 25 年人口動態統計」）。

　養育者に予防のための健康教育を行い、正しい知識を持たせることは、不慮の事故を未然に防止するための有効な手立てであるといえよう。

6.　幼児期の生活

心身の発達

　幼児期は身体諸機能が著しく発達する時期である。そしてその機能を十分に使うことによってさらに発達が促されていく。したがって、幼児の興味や能力などに応じた遊びをさせ、十分に体を動かす心地よさを味わうことが大切である。そのためには、走ったり跳んだり投げたりといった運動的な遊びだけではなく、室内遊びも含めていろいろな遊びをすることが大切である。運動的な遊び以外でも、幼児がその活動に興味や関心をもち、心を弾ませて取り組んでいる場合、心も生き生きとしているからである。

　ところが近年は、戸外での遊びの面白さに気付かないまま、室内の遊びに偏りがちの幼児も少なくない。そのような幼児には、積極的に戸外に連れて行って体を動かす楽しさに気づかせることも大切であろう。

また一方で、心と体の健康は相互に密接な関連をもち、一体となって形成されていく。そのため心の発達についても体の発達と同時に考えていくことも大切である。人の生涯にとって、健康で安全な生活を営む基盤は、幼児期に愛情に支えられた安全な環境で、心と体を十分に働かせて生活することによって培われていくものである。幼児は自分の存在を教師や友達に肯定的に受け入れられていると感じられると、生き生きと行動するようになり、自分の本心や自分らしさを素直に表現するようになる。その結果、意欲的な態度や活発な体の動きを身に付けていく。それに対して自分の存在を否定的に評価されることが多い場合、周囲の人に心を閉ざし、心を屈折して表現するようになることもある。幼児期に心の安定を図る上で大切なことは、単に身体を健康な状態に保つようにするだけではなく、他者と信頼関係を築き情緒を安定させ、伸び伸びと自分のやりたいことに向かって取り組めるようにすることである。

また子どもの食に関しては、家族と同じ場で共に食事をすることが基本であるが、保育園や幼稚園に入って家族以外の人と一緒に食べることを体験する。このとき気持ちが安定し、他者と共に食べることの楽しさや喜びを味わうためには、その前提として家族との食事に喜びや満足を感じていることが必要である。幼児は、十分に体を動かして遊んで空腹感を感じ、友達と共に食べることの充実感や楽しさを心と体で味わうようになる。このような体験を繰り返すことは、食べることの楽しさや喜びに気付き、幼児らしい充実した生活をつくり出す上で重要である（コラム13参照）。

生活リズムの問題と予防

本来、幼児には自立に向けて大切にしなければならない生活のリズムがある。幼児にとって健康な生活は、十分な睡眠やバランスのよい食事、全身を使った活動と休息などの生活の流れの中で営まれていく。そして、健康な生活のリズムを身に付ける中で、自立の基礎が培われていく。

ここで近年の子どもの生活リズムについて考えてみたい。1980年から10年ごとに30年間にわたり比較を行った調査によると、2000年度では子どもの生活が夜型になっている傾向が強く見られたが、2010年度の調査では、就寝時刻、起床時刻ともそれ以前より早くなっており、夜型は改善される傾向があるとの報告

第 6 章 乳幼児期の健康心理学の実践 83

がある（衛藤他, 2011）。しかし、22 時以降に就寝する児の割合は、1 歳 6 カ月児で 30%、2 歳児は 35%、3 歳児は 31%、4 歳児 26%、5〜6 歳児 25% であり、約 3 割の幼児は遅寝であるといえる。

　近年、幼児の就寝時刻が遅れ睡眠時間が減る傾向が顕著である。国際的にみても日本の乳幼児の就寝時刻は遅く、睡眠時間は短い（神山, 2009）。睡眠時間が短く、生活リズムが変調すると、脳や身体の発達に悪影響を与え、肥満の危険因子ともなることもある（亀井・岩垂, 2012）。さらに、日中の眠気や集中力・記憶力の低下、抑うつやイライラなどの精神症状だけでなく、頭痛や肩こりなどの身体症状を引き起こす原因となる。健康的な生活のためには、適切な睡眠時間の確保と、規則正しい生活習慣が重要であることが指摘されている（股村他, 2013）。厚生労働省では、「健康づくりのための睡眠指針 2014」を作成して、ライフステージ別に指針を出している（服部, 2012）。それによると、良い睡眠は身体の疾患を予防し、抑うつや不安などの心理的疾患の予防にもなるという内容であり、そのためには規則正しい生活が重要であることを強調している。生活習慣は幼児期に形成されるものであり、成人後の心身の健康にとって重要なものであることから、この時期に好ましい生活習慣を定着させることは、長期的にも非常に重要な課題であるといえよう。

（山口　創）

Column 11

▶発達相談

　乳幼児を対象とした発達相談で主たる相談者はその子の両親、とくに母親である。発達相談に来所する養育者は周囲から子どもの発達について指摘を受け大きな不安を抱えていたり、できれば相談場面に来たくなかった思いを訴える場合も少なくない。他児と比べて「できていない」点により注目し必要以上に発達を促そうとしたり、発達の遅さを取り戻そうとすることだけに意識を向ける養育者も見受けられる。発達相談で大切なことの一つは、養育者のさまざまな思いを受け止めつつ子どもの的確な発達評価を行い、アセスメントに基づいてその子の発達を支える視点を養育者と一緒に考えていくことだといえる。実際の発達評価は、子どもに対して発達検査を実施したり、遊びの場面などを設定して、子どもと直接かかわる場面をもち、多角的にアプローチして評価を行う。加えて、日々の生活リズムや食事の様子、外遊びの様子、睡眠の状況などを養育者から丁寧に聞き取り、毎日の生活習慣の評価も重要視する。乳幼児期の発達を考える上で、基本的生活習慣の確立をアセスメントすることは、その子の発達課題を考えるヒントになることも多い。とくに2～3歳児の発達を考えた場合、例えば朝起きてカーテンを開けて太陽の日を浴びる、公園まで手をつなぎながら散歩する、身体を使って楽しく遊ぶ、よく噛んで楽しく食事するといった、何気ない日常生活の中にある一つ一つの経験や養育者の毎日の関わりが乳幼児の発達を支える大きな土台になっている。そのことを伝えることにより、養育者の自己肯定感が向上し、他児と比べることなく目の前の子どもの発達に前向きに向き合って取り組むことが促進される。

　発達相談は一時的な相談の場ではなく、子どもや養育者との関わりのスタート地点であり、毎日の生活づくりを支援する場でもある。望ましい環境やかかわり方を養育者に提示し、養育者が自分で納得して選んでゆくようにその過程を助けること（中川，1998）が、発達相談を担う援助者にとって大切な姿勢であり、養育者の自己肯定感を支えていくことが乳幼児の発達を支え促すことにつながるといえるだろう。

（阿部道代）

Column 12

▶子育て支援

　子育てを支援する方法として、ペアレンティングプログラムが数多く開発されている。その中の一つ「トリプル P：Positive Parenting Program」はオーストラリアのクイーンズランド大学で開発され、世界 25 カ国で実施されている。トリプル P は行動理論・認知理論などを採用し、子どもの発達を促すとともに親の子育ての力と自信の向上が目標とされている（加藤・柳川，2010）。また、個人、集団、メディア利用などさまざまな介入手段が 5 段階に設定され、その中で個人の自己調整能力を発達させ問題解決の力を身につけることが重視されている。トリプル P は、スタンフォード大学による 5 つの都市を対象とした健康増進のための大規模な研究からヒントを得て開発された経緯があり、人口レベルでの保健アプローチとして公衆衛生学的な視点も備えている（Sanders, 2008）。自治体における実践も数多く報告されているが、例えば 2010 年から約 2 年半にわたって、アイルランドの 2 つの州の家庭を対象に行われた実践研究でも、トリプル P の実施前後で親子の状態を改善する効果が確認されている（Longford Westmeath Parenting Partnership, 2014）。

　また、コーチングを活用した子育て支援プログラムの実践も見られる。メルボルン大学のプログラムは、① 子どもの情動の気づき、② 情動のポジティブな受け止め、③ 情動理解の対話など 5 つのステップで構成されている。介入群は、子どものネガティブな情動の無視が減少してポジティブに関わるなどの効果が示された（Wilson et al., 2014）。子育てコーチングの入門ワークショップで基本スキルの傾聴、質問、承認の体験により、質問や見守りの効力感が向上した報告もみられる（森他，2017）。

　健康心理学の実践の場では、行動科学の知識や技術を活かしてこうした子育て支援プログラムの開発と提供だけでなく、臨床的意義と効果の指標の両面から既存のプログラムを理解し普及させる役割を担うことも想定される。日本では平成 27 年から、「子育て世代包括支援センター」の整備が行われ、こども家庭庁の創設により子育て家庭へのより一層の支援拡充のため「こども家庭センター」の設置が目指されている。こうした状況の中、不足のない持続可能な子育て支援システムを構築するためにも、介入の効果や効率についての客観的な評価の視点は健康心理士に今後さらに求められるであろう。

（北岸有子）

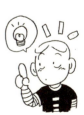

Column 13

▶食 育

　2005年の食育基本法の制定後、共食や栄養的側面をはじめとした、食育に関する報告が日本国内で多くみられるようになった。食育とは、人間らしく生活する資源であり、食を営む力を育てる環境の構築や、食糧生産から消費に至るまでのさまざまな体験活動である。したがって、食に関する健康教育の全てに相当する。このように、食育としての活動は幅広いため、その対象年齢も多岐に渡る。中でも、子どもに対する食育は重要であり、心身の成長や人格の形成に大きな影響を及ぼし、生涯にわたって健全な心と身体を培い豊かな人間性を育んでいく基礎となる。とくに幼児に対する食育は、保育所や幼稚園などでも実施されているが、日常的な家庭での取り組みが重要である。家庭での食育は、子どもの心身の発達と関連があることが明らかとなっている（伊東他，2007）。

　現在の家庭環境は、主に母親が食事関連の役割を担っており、毎日食事の支度を行い、家族の食生活を管理していることから、家庭において食育を行っているのは母親であることが多い。幼児期のほぼ全ての子どもに偏食、遊び食べ、ながら食べ、アレルギー、マナーなど、何らかの食行動の問題がみられるため、母親は食に関する悩みや関心が高い傾向にある。その一方で、調理をすることによるカタルシス効果や達成感、気持ちの落ち着きなどのポジティブな効果も報告されている。家庭での食育は、日常的な食行動の延長線上にある。そのため、食育の活動と子どもの心身の関連に着目するだけでなく、担い手である母親のおかれている環境（ソーシャルサポート、ストレスの有無など）や、母親が毎日の食事や調理をどのように捉えているかが、食育に影響を与えている（荒木・鈴木，2014）。さらに、ライフスタイルが多様化した現代において、家庭における食育も、各家庭環境に応じて柔軟に行うことが求められている。そのため、何か一つの食育の活動に固執するのではなく、日常的に子どもの食育を考え、柔軟に対応していく姿勢が、家庭での継続的な食育の普及に繋がる。

（荒木みさこ）

第 **7** 章

児童期の健康心理学の実践

1. 児童期の特徴

　児童期とは6、7歳から11、12歳くらいを指し、日本の教育制度における小学生の時期に該当する。心身の急激な発達変化が顕著な幼児期と比べると、児童期は比較的おだやかでコンスタントな発達状況を示す。行動範囲は広がり、運動能力も着実に伸びる時期であり、運動行動や食行動など生活習慣の基礎が形成される。しかし児童期後半には第二次性徴が発現し、思春期に足を踏み入れて男性・女性としての第2の誕生の時期を迎え、身体的・精神的に大きな変化を体験する。

　子どもは、小学校入学によって、生活が大きく変化する。クラス数も年齢群の幅もそれまでの所属集団と比べて規模が大きく、生活や行動の決まりを順守し、学級単位の行動が求められる学校という集団の一員となる。一日の大部分を学校で過ごし、所属集団に適応していくことが求められる。社会化の主要なエージェントは、家族集団から学校集団に移行する。学年が進むにつれて友だち関係は持続的、互恵的になり、深まる。仲間とのやりとりの経験を重ねることにより脱中心化が可能となっていく。役割取得能力の発達段階によれば、児童期は二人称相応的役割取得段階と考えられており、他者の視点から自分の思考や行動について内省できるようになる（渡辺，2001）。児童期後半の親からの自立をめざす時期に、排他的な同性の結束の固い一体感をもった集団（ギャンググループ）を形成するといわれるが、近年はその傾向が弱いと指摘されている。

　児童期の心理社会的危機として、エリクソン（Erikson, 1950）は、勤勉性対劣等感を挙げている。学校集団の文化の中で組織的教育を受けることによって、将来

社会の一員となるための生産技術の基礎が発達する時期と考えられている。この時期は知識生活時代とも呼ばれる。ピアジェの思考の発達段階においては、具体的操作期とされており、ものごとの理解は、知覚依存から論理依存へと変換する（波多野，1982）。類概念が形成され、客観的、現実主義的、合理的、論理的な思考・心性を持ち、事実を尊重して知識や真理を求めるようになる。論理的必然性を検討して演繹推理も可能となる。しかし自分の能力に失望して不適格さを感じるなど、劣等感を抱く危険性もはらんでいる。

　本章では、児童期の健康課題として、集団への適応、社会的スキル、不登校、いじめ、自尊感情（自己肯定感）の問題を取り上げて検討する。

2.　集団への適応

　小学校入学によって、集団生活・集団行動・集団規範の遵守といった、それまでの幼稚園や保育所では求められなかった生活様式への適応が求められるようになる。この変化にうまく適応できるかどうかが、子どもにとって学校生活最初の試練となる。中には学習に集中できない、教師の話が聞けずに授業が成立しないなど、学級がうまく機能しない状況となる、いわゆる「小1プロブレム」（文部科学省，2015）を示す子どもも見られる。このため、個々の子どもが生活の変化に対応し、実り多い生活や学習を展開できるよう、幼稚園・保育所と小学校の連携が行われている（文部科学省・厚生労働省，2009）。同様の問題として、小学校から中学校への進学時に、不登校等の問題が増加するいわゆる「中1ギャップ」があり、こちらについても小学校と中学校の連携が行われている（文部科学省，2012）。

　一方、このような生活環境や様式の変化、学習内容の高度化に伴って、発達障害や知的障害などの障害を持つ子どもの課題が顕在化しやすくなる。障害への適応は子ども自身にとってはもちろん、親にとっても困難が多い。また、一口に障害と言ってもその状態は個人ごとに異なっているため、きめ細かな支援が必要である。現在、公立の小・中学校においては、個別の指導計画や教育支援計画を立て、幼稚園、高校においては、校内委員会や特別支援教育コーディネーターを置くなどの対応が推進されている。

児童期の対人関係は、仲間との関係の比重が大きくなる。とくに学校での円滑な対人関係を築くことが重要な課題となり、そのような中で他者への思いやりや他者視点が成長する。自分のことも客観的に捉えられるようになり、自尊感情（自己肯定感）を持ちはじめる時期であるが、一方で発達の個人差も顕著になる（いわゆる「9歳の壁」）。このため、自己に対する肯定的な意識を持てず、自尊感情の低下などにより劣等感を持ちやすくなる時期でもある（文部科学省, 2009）。この劣等感が他者への「関係性攻撃」としてのいじめに繋がらないようにするには、SST（Social Skills Training：社会的スキル訓練）が有効である（磯部, 2011）（コラム19参照）。

3. 社会的スキル

集団適応に際して重要となってくるのが、社会的スキルである。他に「社会的技能」、「生活技能」などとも訳されている。社会的スキルの定義はまだ統一されていないが、相違点よりも類似点が多い（Merrell & Gimpel, 2014）。すなわち、① 社会的状況において仲間から受け入れられる行動、② 強化を受ける確率を最大にし、罰や消去の随伴性を減少させるような状況に依存した社会的行動、③ ある状況で重要な社会的結果（例えば良好な仲間関係や他者からの肯定的な評価など）を予測する社会的妥当性のある行動（Gresham, 1986）であるが、要するに対人関係を円滑に結び、維持する技能と理解することができる。

また、社会的スキルは「行動」であるため学習が可能であり、練習によって上達することができる。社会的スキルの学習や練習を体系的に行う取り組みをSSTという。最近の子どもは、少子化やコミュニティ力の低下といった社会現象の影響から、以前は自然と身についていた社会的スキルを習得する機会そのものが少なくなっている。その分、学校場面における社会的スキルの習得は、より重要さを増したと言える。

学校における社会的スキルは関係維持行動、関係向上行動、関係参加行動で構成されている（戸ヶ崎・坂野, 1997）。関係維持行動や関係参加行動とは、例えば、挨拶をする、友だちに話しかける、自分ばかりが話すのではなく相手の話も聴くなどであり、関係向上行動とは、他者に親切にする、励ます、自分の意思や意見

を表明するなどである。学校での対人関係を確立・維持し、集団適応を実現するには、これらのスキルを含んだSSTを実施することが効果的と考えられる。

ところで、「攻撃的な子ども」は仲間グループから拒否されることが知られているが、萩原（2013）はDodge（1983）の研究を紹介する中で、以下のように述べている。「拒否されるようになった子どもは、最初から攻撃的に振る舞っていたのではない。周囲とのコミュニケーションを積極的に求めていながらもそれを適切に行えないという経験が、攻撃性の増大を引き起こし、さらにグループからの拒否を深刻にしていった、と示唆されたのである。」

われわれはともすれば、その子どもが攻撃的な振る舞いをするのは「攻撃性」が高いからだ、といった同義語反復的な理解に陥りやすい。しかし、Dodge（1983）の研究は攻撃的な振る舞いが学習されるということを示しており、すなわち「攻撃的な」子どもが周囲とのコミュニケーションを積極的に求めている段階で、グループから受け容れられる社会的スキルを学習し、かつ行動として表出できていたならば、攻撃的にならずに済んだ可能性を示している。このことから、児童期におけるSSTの重要性が改めて確認される。

4. 児童期・不登校

不登校とは

不登校とは、「何らかの心理的、情緒的、身体的、あるいは社会的要因・背景により、児童生徒が登校しないあるいはしたくともできない状況にあること（ただし、病気や経済的な理由によるものを除く）」をいう（文部科学省, 2002）。登校困難な子どもたちはかつて学校恐怖症と呼ばれて、治療対象としての子ども自身の病理の問題と考えられていたが、後に学校の教育的枠組みに対する葛藤と捉えられて、登校拒否と呼ばれた。その後状態像を指す不登校と称されるようになった。文部科学省では柔軟な対応に踏み出し、一定の条件を満たしたフリースクールなども公的に認めている。文部科学省（2003）は「不登校の解決の目標は、児童生徒の将来的な社会的自立に向けて支援することであること。したがって、不登校を「心の問題」としてのみ捉えるのではなく、「進路の問題」として捉え、本人の進

路形成に資するような指導・相談や学習支援・情報提供等の対応をする必要があること」としている。さらに文部科学省（2016）では、「不登校児童生徒への支援の目標は、児童生徒が将来的に精神的にも経済的にも自立し、豊かな人生を送れるよう、その社会的自立に向けて支援することである。その意味において、不登校児童生徒への支援は、学校に登校するという結果のみを目標にするのではなく、児童生徒が自らの進路を主体的に捉えて、社会的に自立することを目指すことが必要である」との見解に達している。つまり、不登校児童生徒が将来どのようになりたいのか考えることを支援し、その手段として学校を位置づける発想が必要と考えられている。

不登校の現状

　小学校および中学校は義務教育とされており、学校へ行くことが義務付けられている。しかし、何らかの学校ストレスにより登校が困難な状態にある児童生徒が少なからず存在する。不登校の原因となる問題の負担感だけでなく、登校に関する親や教師の規範意識を内在化して、葛藤に苦しむ。いったん不登校になると、欠席へのブレーキとなっていた登校への規範性は、行くべきところに行けない自分自身への罪悪感や登校できている人たちへの劣等感により、登校へのブレーキに転じる（本間, 2016）。健康なライフスタイルに重要な役割を果たす自尊感情（自己肯定感）は低下し、QOL は著しく落ちる。文部科学省の調査（2016）によれば、小・中学校における不登校児童生徒数は 12 万人以上で、児童生徒全体の1.26％を示している。50.5％の小学校、85.4％の中学校で不登校の児童生徒がいると報告されており、不登校は中学校の大きな課題といえるが、図 7-1 に示されているように、小学校でも増加傾向が見られる。小学生の不登校の要因のうち本人に関わる要因を見ると、不安の傾向が最も多く、それに関わる学校や家庭の状況としては、親子関係等家庭に関わる状況やいじめを除く友人関係をめぐる問題が多い。次いで本人の要因では無気力の傾向が多く、それには学校の状況における学業の不振が多い。また、学校における人間関係の課題も多く、その中ではいじめが最も多く、教職員との関係をめぐる問題がそれに続くことが示されている。実際に不登校状態にはなくても、学校に行きたくないとしばしば感じるという不登校傾向は、男子は小中学生で 10％前後、女子は小学生で 10％前後、中学生で

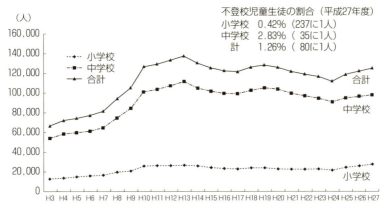

図7-1 不登校児童生徒数の推移グラフ

出典：文部科学省（2016）．

約20%いることが示されている。不登校予備軍ともいえるこれらの子どもたちは、活力低下、イライラ感、疲労倦怠感、起床時の強い眠気、強いやせ願望と関連することが示された。一方で小学生の不登校傾向とその保護者の食行動、運動行動、生活リズム等の生活習慣との関連はみられないことが報告されている（中村他，2010）。

不登校への対応

1990年代以降、不登校は一部の特殊な子どもの個人的な問題ではなく、学校に通うどの子どもにも起こりうる問題であり、学校が対策を講じ、支援すべき教育課題であるという考え方に変化した。

支援の具体的な対応として、長期欠席をしている不登校の小中学生が安心して過ごせる居場所として、学籍のある学校とは別に、学習の援助を受けながら本籍校に復帰することを目標にして指導・相談を行うために都道府県・市町村教育委員会が教育支援センター（適応指導教室）を設置した（内閣府，2016）。不登校は、予防や早期発見・早期対応が重要であり、学校のみでなく、家庭や地域、関係機関との連携、児童生徒の不安等を受け止める相談体制の充実が必要と考えられている。文部科学省では2015年から不登校に関する調査協力者会議を開催し、「児童生徒理解・教育支援シート」を用いて困難を感じている児童生徒への支援、連

携による組織的・計画的支援といった不登校児童の支援体制整備を打ち出している。教育支援センターの設置促進支援により支援モデル事業の展開をめざしている。

　また、相談体制としては1995年からは心理的なサポートを充実させるために、スクールカウンセラーが導入され、中学校のほぼすべてと小学校の約半数の学校で対応が行われている。

　しかし不登校にはさまざまな要因が関与しており、学校生活に陰りをもたらす背景に家庭の機能不全の影響が大きい場合や、発達障害に伴う困難の要因が大きい場合、児童生徒の興味関心が学習以外にある場合など複雑である。児童生徒との接点が多い担任教員を中心に、養護教諭、スクールカウンセラー、スクールソーシャルワーカー、医療関係者、児童福祉機関、警察などが連携し、協働で児童生徒の目標に寄り添い、QOL の向上に向けて有効な支援が行われることが望まれる。

5. 児童期・いじめ

いじめの定義

　前述のように不登校の要因の一つにいじめが挙げられる。いじめによりおいつめられて不登校のみならず自ら命を絶つという悲劇も後を絶たない。

　いじめとは、文部科学省の定義では、児童生徒に対して当該児童生徒が在籍する学校に在籍している等当該児童生徒と一定の人的関係のある他の児童生徒が行う心理的または物理的な影響を与える行為（インターネットを通じて行われるものを含む）であって、当該行為の対象となった児童生徒が心身の苦痛を感じているものとする。なお起こった場所は学校の内外を問わない、とされている。いじめの定義は2006年の改訂によって被害者の主観的苦痛を重視するものに変わり、2013年には大津でのいじめ自殺事件からいじめ防止対策推進法が施行されるとともに定義もネット攻撃を含むものに変えられた。

いじめの現状

2016 年度のいじめの認知件数は、小学校 15 万件以上、中学校 6 万件弱でいずれも増加傾向を示しており、いじめを認知した学校数は約 60％にのぼる。いじめの認知率の推移を**図 7-2** に示した。いじめ発見のきっかけは、小学校中学校とも学校の教職員等が発見することがそれ以外の情報から発見されるよりずっと多く、学校の教職員等の発見の中では、アンケート調査など学校の取り組みにより発見されることが最も多く、次いで学級担任の発見となっている。いじめられた児童生徒の相談状況によれば、小学校中学校とも学級担任に相談するが、70％以上で最も多く、次いで保護者や家族に相談するが 25％以上となっている。誰にも相談しないという回答も 7％程度みられる。いじめの様態として最も多いのは、ひやかしやからかい、悪口、脅し文句、嫌なことを言われる、という言語的な攻撃で 60％以上を占めており、次いで仲間はずれといった関係性の問題や、軽くぶつかるなどの身体的な攻撃が挙げられている。いじめる児童生徒への特別な対応として最も多いのは別室指導であることが示されている。いじめられた児童生徒への特別な対応で最も多いのは、学級担任や他の教職員等が家庭訪問を実施するという対応であることが示されている（文部科学省，2016）。

いじめの特徴

いじめはいけないことであることは幼児期から教育的なしつけとして教えられている。しかしいじめの被害体験は、告げ口の禁止や、被害者の自尊感情、周囲への配慮によって語られ難く、透明化しやすい特徴をもち、学校側も教育の汚点として否認・隠ぺいに傾きやすいという問題がある（斎藤，2016）。いじめの背景に存在する集団の精神病理としてスクールカースト（森口，2007）の存在が指摘されている。小学校では目立たないが、複数の仲良しグループ間の序列を意味し、中学生以降この傾向が顕著になると言われる。

上位者が弱い者に肉体的・精神的な暴力を加えることによりストレスを発散させるとともに自身の優位性を確認することは集団活動ではめずらしいことでなく、古くからみられている。規格を重視する画一的な学校共同体の枠組みにはめこまれた子どもたちが、異質を排除する視点をとりこみ、学校社会のいじめになった

第7章 児童期の健康心理学の実践

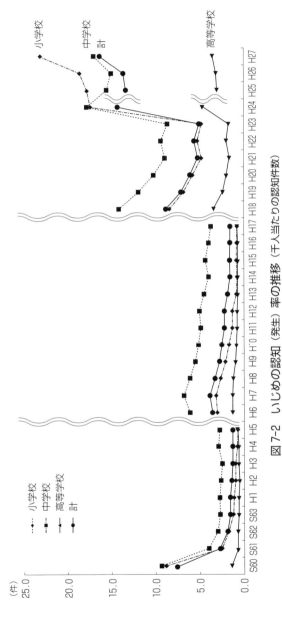

図7-2 いじめの認知（発生）率の推移（千人当たりの認知件数）

注：1) 平成5年度までは公立小・中・高等学校を調査。平成6年度からは国私立学校、中等教育学校を含める。
2) 平成6年度及び平成18年度に調査方法等を改めている。
3) 平成17年度までは発生件数、平成18年度からは認知件数。
4) 平成25年度からは高等学校に通信制課程を含める。
出典：文部科学省（2016）.

という指摘がある。しかし近年のいじめの特徴として、加害者と被害者の間に固定的な優劣の関係が明確ではなく、容易に入れ替わるケースが少なくないことが報告されている。いじめの場も学校に限ることなくネット上へと拡大している（土井，2016）。

いじめの対応

いじめ問題では、人権意識と多様性を認める学級風土の形成とともに加害者、被害者、傍観者の社会的なスキルについての支援が必要といえる。

いじめ・自殺予防教育として、社会的スキルプログラムの実践による効果が検証されている（シャルマ，2016）。

オーストラリアでは、いじめ防止のために、子どもたち、親、学校に向けていじめのサインへの気づき、支援方法、支援の要請方法など、エビデンスに基づいた総合的な情報提供支援を展開している（http://www.ncab.org.au/）。

また、いじめ防止などの対人関係を含む包括的な社会性の育成教育として、社会性と情動の能力の発達を促進し、自尊感情を向上させる SEL（Social and Emotional Learning：社会性と情動の学習）プログラムも有効といえる（Elias et al., 1997）。

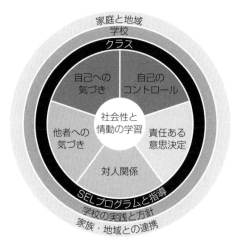

図7-3　SELプログラムのねらいとする能力

出典：http://www.casel.org/what-is-sel/

SEL では、基礎的な社会的能力として自己への気づき、他者への気づき、自己のコントロール、対人関係、責任ある意思決定を挙げ、学校・家庭・地域社会が連携して社会性と情動の育成をめざす（図7-3）。基礎的な能力の育成をめざした教育プログラムの実践により、自己や他者への気づきが増し、自尊感情が向上することが示されている（森他，2009）。

6. 自尊感情（自己肯定感）

これまで述べてきた集団への適応や社会的スキルの獲得や表出、その他の自分を守り、成長させる行動が動機づけられるには、「自分にその価値がある」と感じられること、つまり自尊感情（自己肯定感）が必要である。

自尊感情とは、自己に対する評価感情で自分自身を基本的に価値あるものとする感覚である（Rosenberg, 1965）。児童期は幼児期とともに自尊感情が形成される重要な時期である。自尊感情は8歳頃から見られるが、それ以前については測定が困難であり、詳細はまだ不明であるといわれている（Harter, 1999）。

自尊感情が高いと、人は適応的・意欲的・安定的な方向に変化し、「幸福感」を感じる、困難を感じても乗り越える力が生じる、行動や思考が積極的・創造的となる、生活の幅が拡大する、自立的・自律的となり、自分の健康に関心を持ち健康を保とうとするなどの様子が見られる。一方、自尊感情が低いと、慢性的な「不幸感」やうつ、不安を感じやすくなるなどのさまざまな心理的問題が生じ、行動や思考が消極化・内向化し、生活の幅が限定され、自分の健康を軽視・無頓着になることもある。

自尊感情と援助要請の関係について調査した研究では、自尊感情が高い者は自立型援助要請をする傾向が高く、自尊感情の低い者は援助要請自体を回避する傾向が高かったと報告している（石黒他，2016）。

以上のように、自尊感情が高いことは極めて重要だが、近年、多くの国際比較調査において日本の子どもの自尊感情が低いことがほぼ一貫して示されている（園田，2007）。これを踏まえ、「自己肯定感を育てる教育」が行われているところである（例えば、神奈川県，2016）。

自尊感情は、子どもから見て重要な親などの大人から「理解され、受け容れら

れた」共感経験によって育つとされる。東京都教職員研修センター（2011）の調査結果もそれを支持している。すなわち、保護者に理解され、認めてもらえていると認識している子どもや、家族と一緒に過ごす機会が多い子どもは自己肯定感が高いことが示されており、このことを踏まえた「子育て支援」は、さまざまな場面での子どもの適応や、健やかな成長を促進することに繋がると考えられる（コラム 12 参照）。

（森　和代［1，4，5節］・久保義郎［2，3，6節］）

Column 14

▶子どもの身体活動

　いま、子どもたちの運動を取り巻く問題として、運動機会の多い子、少ない子、運動能力が高い子、低い子と二極化が大きな問題となっている。さらに、運動をする機会の多い子にとっても運動のしすぎによるスポーツ障害や食べ過ぎ、偏食などの生活習慣の乱れから小児肥満も問題視されている。そのような状況下の中、生活習慣、運動習慣も改善されないまま大人になり、メタボリックシンドロームや骨粗しょう症などの運動器疾患、ロコモティブシンドローム（運動器症候群）予備軍を増加させてしまうことが危惧されている。

　これらのことを踏まえ、今後の子どもの身体活動は「量と質」を考慮し、多すぎず少なすぎず、そして、多種多様な動き、バリエーションを行えるような活動の取り組み方が求められる。その一つの手立てとして、「キッズコーディネーショントレーニング（NESTA　JAPAN）」が注目されている。

　キッズコーディネーションとは、さまざまな動きの中で五感を働かせ、状況を察知し、それを頭で判断し、さまざまな筋肉をスムーズに連動させて動ける能力を高めるトレーニングである。そのトレーニングでは7つの能力（リズム・バランス・連結・反応・変換・定位・識別）を計画的・意図的に根拠を持って育てていく。トレーニングの特色として、神経系が著しく発達し、動作の習得が最も期待できるプレゴールデンエイジ世代（運動神経や感覚神経など神経系の発達が著しい3歳から14歳までをゴールデンエイジという）に最適な運動であり、限られた狭いスペースで、だれでも楽しみながら多くの成功体験ができる運動である。さまざまな鬼ごっこや縄跳び、模倣遊び、ボールなどの器具を使っての運動遊びなど多種多様に展開されている。つまり、昔、公園や空き地で行っていたような運動遊びに指導者がつくことにより、目的とした能力を効果的にトレーニングし、運動の土台・根っこづくりを行っていくのである。そして、友だちと楽しみ、協力しながら頭を使う運動であるため、運動効果だけではなく、達成感を味わいながら自己肯定感を高める。自然と笑顔になり、だれもがヒーローになれるチャンスのあるトレーニングといえる。

　このコーディネーショントレーニングはさまざまなスポーツクラブや幼稚園・保育園でも注目され、普及が広がってきている。体力・運動能力の二極化が進む今、子どもの身体活動を育む一つの新しい運動の展開となることが期待される。

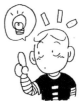

（永田一誠）

Column 15

▶子どもの貧困

長引く不況と経済格差の広がりにより、日本では所得の二極化が進んでいる。貧困は「母子家庭」「20代前半男性」「子ども」が特徴的であり、悪循環している（**図1**）。経済協力開発機構（OECD）や国際連合児童基金（ユニセフ：UNICEF）でも、日本の子どもの相対的貧困率（所得の中央値の半分を下回っている人の割合）が高水準であることや有業のひとり親家庭での貧困率が高いことを指摘している。

貧困による子どものウェルビーイングへの影響は、学力、健康（病気・けが・虫歯など）や成長（身長・体重・肥満・発達）、虐待に遭う確率、非行に陥る確率、自己肯定感の低下、希望（意欲）の喪失などに及ぶ（阿部, 2009）。給食費、修学旅行費が払えないことでその機会が失われること、学費を多額の奨学金で賄わなければならないことなど、子どもに大きな経済的な負担が強いられていることも問題視されている。とくに学力の低下は子どもの将来の貧困につながり（阿部, 2011）、貧困の予防的対策として注目されている。学力の低下を防ぐ要因としては学習時間（お茶の水女子大学, 2014）、高校進学率が挙げられていることから、中3勉強会といった形で学習の場が全国に広がりつつある。

子どもの健康や成長・発達を食事面からサポートしようと全国的に「こども食堂」という活動も浸透しつつある。こども食堂では気軽に子どもだけでも立ち寄れるよう工夫され、不足しがちな栄養面をサポートするだけでなく、食事を囲む楽しさ、孤食の改善、育児の悩みを相談する機会として機能している。

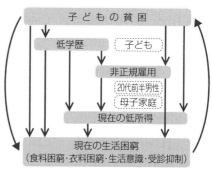

図1 子どもの貧困とその連鎖

出典：Oshio et al.（2010），阿部（2011）より編集。

さらに、親の子どもへの接し方（子どもの生活習慣や読書、文化・芸術・自然体験活動へ働きかけるなど）も子どもの学力を向上させる効果を示している（お茶の水女子大学, 2014）。よって貧困の連鎖を断ち切るためには子どもをケアする親のウェルビーイングを支えていくことも重要な支援である。

（奥田訓子）

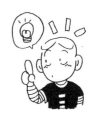

column 16

▶障害児の親支援

通常の学級に在籍する発達障害の可能性のある特別な支援を必要とする児童生徒に関する調査結果によれば、知的発達に遅れはないものの学習面または行動面で著しい困難を示すとされた児童生徒の割合は、6.5％と報告されている（文部科学省，2013）。

教育現場では、誰もが人格と個性を尊重して支え合い、相互に認め合える全員参加型の共生社会の形成に向けて、障害有無によらず共に学ぶインクルーシブ教育システム構築のための特別支援教育の推進（中央教育審議会，2012）がうたわれ、基礎的環境整備や合理的配慮が推進されている。2016年4月には障害者差別解消法が発効された。

しかし障害により、3次的な社会的不利も生じる場合が多く、障害児や家族は、生活する上での課題の解消や環境調整における負担に苦しんでいる。障害児の親は、その負担の開示によって児に不利な状況になることを恐れて、負担を抱え込みやすい。しかし周囲の人たちのことをサポーティブな存在と認知している障害児の親は子育てのストレスが低くなる（尾野・茂木，2014）。

発達障害をもつ子どもを育てるさまざまな悩みを親が1人で抱え込んでしまうことがないように、地域には多様な支援体制がある。特別支援級の親同士の繋がりなどの公的なものの他に、NPO法人などが運営する親の会の活動も行われている。負担の共感や、支援情報の共有、異年齢の子どもの親との関わりによる発達の展望などの支援を受けることが可能となる。

しかし、障害特性による育てにくさから、親は子どもを厳しくしつける対応をする場合もありうる。発達障害の中でもとくに注意欠如・多動性障害（ADHD）や自閉症スペクトラム障害が疑われるケースは虐待を誘発しやすいとの報告がある（門真，1999；平岡，2005）。子どもと直接かかわりのある医師や保健師、保育士、幼稚園教諭などの専門職者が早期に発達障害に気づき、相談機関や療育機関につないで、障害による行動特性の理解を促し、適応的なかかわり方になるような助言と指導が親への支援として有効である。適応的でない行動も適切なかかわりを継続することによって軽減されていくことから、子育ての不安や負担を軽減することができる。親の頑張りを認めて寄り添い、ともに考えて行く支援を大事にしたい。

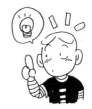

（尾野明美）

column 17

▶スクールカウンセリング

　スクールカウンセリングは、児童生徒の心理的な発達を援助する活動であり、「心の教育」や「生きる力を育てる」などの学校教育目標と同じ目的を持つ活動である。文部科学省では近年のいじめの深刻化や不登校児童生徒の増加など、児童生徒や保護者の抱える悩みを受け止め、学校におけるカウンセリング機能の充実を図るため、1995年度から「外部性」を持った「心の専門家」としてスクールカウンセラーを全国に配置し、スクールカウンセリングの充実を図ってきた。スクールカウンセラーの活動は定着し、2015年度では公立小学校1万4千校（約65%）、公立中学校1万校（全校）への配置の予算が組まれている（文部科学省・厚生労働省, 2015）。

　児童生徒・保護者の相談内容は、不登校に関することが多いが、いじめ、友人・親子関係、学習関係、発達障害、精神疾患、リストカット等の自傷やその他の問題行動など多岐にわたる。また災害、事件・事故後の子ども、保護者、教師への緊急支援（こころのケア）もスクールカウンセリング活動に含まれる。

　また、問題が顕在化している児童生徒への対応だけでなく、児童生徒の困難、ストレスへの対処方法に資する教育プログラムの実施や、教員のカウンセリング能力等の向上を図る行内研修の実施といった予防的な働きかけの役割も新たに追加されている（文部科学省・厚生労働省, 2015）。

　こうしたなか日本健康心理学会では2015年に子どもの自尊感情を高めることを目的とした「東淀川区子どもストレスマネジメント教育事業」を実施し、その効果が検証された。今後、全国における事業展開が期待されている。

　また2015年12月の文部科学省の中央教育審議会で「チームとしての学校の在り方と今後の改善方策について（答申）」が取りまとめられ、心理・福祉・特別支援教育などの専門スタッフを教育活動の中に位置づけることになった。これによりスクールカウンセラーは、「チーム学校」のメンバーとしての役割を担っていくことになり、「外部性」を保ちつつ、他の援助者と協力しながら子どもへの援助活動を行っていくようになる。そのためには、学校の組織の中で人的資源や組織的資源を見つけ、活用していくこともますます大切になってくるだろう。

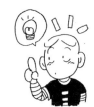

（代島奈穂子）

第8章

青年期の健康心理学の実践

1. 青年期の特徴

　青年期は、子どもから大人への移行の時期とされ、13 歳頃から 20 歳代前半ぐらいまでを指す。日本の教育制度においては中学生、高校生、大学生の時期に該当する。比較的おだやかな発達変化を示す児童期に比べると、青年期は不安定さを有している。第二次性徴の発現にともない生理的・身体的機能が急激に変化する一方で、精神的機能の発達には時間が求められ、両者の成熟度にアンバランスさを体験する時期といえる。

　青年前期は、思春期とも呼ばれ、周囲の大人や友人の影響を受けながら「自分とは何者か」を模索していく時期である。親から自立したいという欲求が強くなる一方で、親から離れることへの不安も感じるため、反抗と依存のあいだを揺れ動く両価性が高まる。また、友人と一緒に行動することで安心感を得ようとするため、大人との関係よりも、友人関係に強い意味を見出し、友人（とくに異性）からの評価を強く意識するようになる。そのため、中学生・高校生にとって友人関係におけるトラブルは、不登校や心身の健康に影響を及ぼす大きな要因となっている。

　青年後期になると、次第に「自分は自分、他者は他者」という感覚が育ち、自分と違う面をもつ他者を受け入れることが可能になる。そのため親への反抗心も緩和され、一人の人間として理解できるようになる。さらに、自分自身や物事を客観的にみる能力が高まり、「自分は何をやりたいのか」、「どのような人になりたいのか」など将来の自分について考えるようになる。エリクソン（Erikson,

1968）は、青年後期において若者を最も悩ませるものは、職業問題であるとし、職業・進路選択は、青年期の次におとずれる成人前期の生活を構造化するための最初の枠組みとなることを指摘している。さらに、進路選択過程における自己と職業の吟味は、その後の適応や自己実現などの問題と関係する重要な要素であり（小竹，1988；熊谷，1992；Super, 1957）、就職活動は1人の人間が生活の安定と社会への参加を通じて生きていく上で重要な意義をもつとされている（木谷，2005）。

　また、ハヴィガースト（Havighurst, 1953）は青年期における発達課題を10個挙げており、そのなかには、大人としての男性・女性らしさを受け入れ、同性だけでなく異性との人間関係を築くこと、結婚・家庭生活への準備、価値観や理論体系の形成などが含まれている（表8-1）。しがたって、青年期は心身ともに親から自立をし、一人の大人として社会生活を送るための準備期間であるといえる。

　一方、青年期の心理社会的危機として、エリクソン（Erikson, 1959）は、アイデンティティ達成対アイデンティティ拡散を挙げている。アイデンティティ拡散とは、「自分とは何者か」、「自分は何をやりたいのか」、「今、何をすべきか」などの問いに明確な答えが出せず、学問や職業・進路選択などへの興味や意欲が低下する状態のことである。アイデンティティ拡散は、現実的な社会環境への適応を困難にさせ、さまざまな問題を引き起こす要因となっている。とくに本章では、青年期の健康課題として、性行動、ネット上のいじめとネット依存、不慮の事故、薬物の問題を取り上げて検討する。

表8-1　ハヴィガーストによる青年期の発達課題

① 両性の友人との交流と新しい成熟した人間関係を持つ対人関係スキルの習得
② 男性あるいは女性としての社会的役割の達成
③ 自分の身体的変化を受け入れ、身体を適切に有効に使うこと
④ 両親や他の大人からの情緒的独立の達成
⑤ 経済的独立の目安を立てる
⑥ 職業選択とそれへの準備
⑦ 結婚と家庭生活への準備
⑧ 市民として必要な知的技能と概念の発達
⑨ 社会人としての自覚と責任、それに基づいた適切な行動
⑩ 行動を導く価値観や倫理体系の形成

出典：Havighurst（1953）.

2. 性行動

性行動とは

　性行動とは、種族保存に寄与する情動行動の一つであり、人間の性行動は、性交の前後に行われる生殖行動と情動行動としての2側面がある（石濱, 1994）。本来の性行動は、種族保存を目的としているところが大きい。そのため、動物はライフサイクルにおける特定の時期（発情期など）においてのみ性行動を活発化させてきた。しかし、人間は進化の過程のなかで大脳が著しく発達し、記憶機能や言語機能を獲得するだけでなく、情動を理解するようになった。それにともない性行動のもつ意味も次第に変化し、単に種族保存としての「生殖の性」だけではなく、社会的関係や男女関係の維持などの「連帯の性」、個体の歓びや満足感を得るための「快楽の性」といった意味をもつ行動になった（菅, 2013）。また、性行動は性器の結合を意味する性交だけでなく、相手に視線を送る段階から手や肩などに触れる段階、キス段階、胸や性器に触れる段階など12段階に分類され（Desmond, 1977）、幅広い行動を対象とする用語となっている。

日本における若者の性行動の現状

　日本性教育協会は1974年から約6年ごとに中学生から大学生（短大生、専門学生も含む）を対象とした「青少年の性行動全国調査」を実施している。2011年に行われた第7回の調査結果（図8-1：日本性教育協会, 2013）では、若者のデート経験、キス経験、性交経験は男女ともに減少傾向にあり、とくに女性において顕著に示されていることが報告されている。性交については、大学生の約5割（男性55.4%、女性46.8%）が経験をしており、性別による差が小さいといった特徴がある。一方、高校生では男性に比べ、女性の方が高い性交経験率を示しているが（男性15.0%、女性23.6%）、2005年の調査に比べると6.4ポイントの減少がみられ、女性の性的関心への希薄化がうかがえる。渡辺（2010）は、大学生を対象にした調査において、1999年から2009年にかけて「恋人がいる」学生の比率が女性においてとくに減少しており、交際すること自体に消極的になっていることを指摘

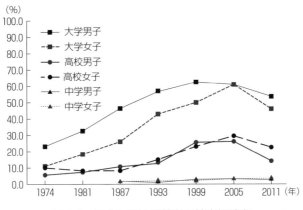

図 8-1　日本における若者の性交経験率
出典：日本性教育協会（編）(2013).

している。また、中学生においても性交経験者が 3 ～ 4 ％みられ（男性 3.8%、女性 4.8%）、性行動の低年齢化がうかがえる。

性感染症と予防

　性行動に関連する健康問題の一つとして、STD（Sexually Transmitted Disease：性感染症）への罹患が挙げられる。性感染症とは、「性的接触（性交やオーラルセックスなど）によって感染する病気」と定義され、性器クラミジア感染症や淋菌感染症、AIDS／HIV 感染症などが含まれる。性感染症は、性行動のなかで誰もが感染する可能性のある病気であり、誰にでも生じ得る健康問題である。性感染症は無症状であることが多く、感染を自覚しない、あるいは症状が軽く、感染に気が付かないこともある。近年では、症状が出ていない「感染状態」も含め、STI（Sexually Transmitted Infection：性感染）という語が使われることが多くなっている。また、自覚症状があっても医療機関を受診することへの抵抗感があり、正しい治療に結びつかなかったり、感染がいつの間にか他者へ広がってしまったりするといった問題がある。さらに、生殖年齢にある成人が罹患した場合は不妊症の原因になったり、妊婦が感染した場合は、胎児や出生した新生児への感染など、母子感染をするリスクが高くなったりする。性感染症は、自然に完治することは難しいとされているため、正しい知識を身につけ、感染予防を心がけること、そして、

罹患した場合には早期発見と早期治療に努めることが重要であるとされている。

　一般に性感染症の予防には、① 性交を避けること、② 決まった相手のみと性交すること、③ コンドームを使用するなどの安全な性交を行うこと が重要であるとされている。しかしながら、私たちには幸福追求権（憲法13条）や表現の自由（憲法21条1項）が保障されており、性交を避けることや決まった相手のみと性交するといった制限を設け、行動を規制することは現実的に難しいと考えられる。そのため、コンドームの使用などによる予防行動を促進していく必要があるといえる。

　それでは、コンドームの使用行動を促進させるためには、どのような働きかけが有効なのであろうか。尼崎・森（2012）は、性感染症への危機感（リスク知覚）を高めるだけの予防教育ではなく、コンドームに対する自己効力感やコンドームを使用することで、どのようなポジティブな結果が得られるのかなどを教育した方がコンドームの使用行動が高まると指摘している。

　一方で、コンドームの使用を阻害させる要因の一つに、パートナーが発する「言い訳」がある。尼崎・煙山（2016）は、18〜24歳の日本人の未婚者を対象とした調査のなかで、調査対象者の約半数が「言い訳をした、言い訳をされた」経験を有していたことを報告している。また、その言い訳の内容には「（コンドームを）着けない方が気持ちがいい」などの快楽追求型、「安全日だから」、「ピルを服用している」などの避妊・病気予防二の次型、「コンドームをもっていない」などのコンドーム未所持型が挙げられていた。

　人間は、好意を感じる相手からの提案は受け入れる傾向にあるため（Cialdini, 2008）、パートナーからコンドーム使用を回避するような言い訳がされた場合、提案を断り切れずにコンドームの不使用に至る可能性が高い。そのため、事前にパートナーとコンドームの使用を含めた安全な性交について話し合うことが大切であるとともに（Sheeran et al., 1999）、コンドーム使用の意思を伝える自己表現スキルを身につける必要があるといえる。

3. ネット上のいじめとネット依存

ソーシャルメディアとは

近年、インターネットの普及によりソーシャルメディアを利用する若者が増加している（総務省情報通信政策研究所, 2016）。ソーシャルメディアとは、インターネットを利用して誰でも手軽に情報を発信し、相互のやりとりができる双方向のメディアのことである（総務省情報通信政策研究所, 2016）。代表的なものとして、ブログやFacebook、Twitter等のSNS（ソーシャル・ネットワーキング・サービス）、YouTubeやニコニコ動画等の動画共有サイト、LINE等のメッセージングアプリがある。インターネットの歴史は20年ほどとされているが、IT技術の革新は止まらず、2005年以降にはインターネットを利用する端末がPC（パーソナルコンピューター）からスマートフォン（以下、スマホ）に変わりはじめた。現在、日本におけるスマホ普及率は64.2％を超え、20歳代においては94.1％がスマホを所有している（総務省情報通信政策研究所, 2016）。ソーシャルメディアを利用する目的については、「従来からの知人とのコミュニケーションのため」とする者が多く（総務省, 2014）、現代の若者にとってスマホを通じたソーシャルメディアの利用は、人間関係の形成や維持・強化をする上で必要不可欠なツールとなっている（五十嵐・吉田, 2003）。

ソーシャルメディアとネット上のいじめ

一方で、ソーシャルメディアの利用者増加にともない、さまざまな問題が浮上している。その一つとしてインターネット上のいじめ（以下、ネット上のいじめ）が挙げられる。ネット上のいじめとは、PCやスマホ等を通じて、インターネット上のウェブサイトの掲示板などに、特定の人物の悪口や誹謗・中傷を書き込んだり、メールを送ったりするなどの方法により、いじめを行うものである（文部科学省, 2008）。ネット上のいじめは、インターネットのもつ匿名性から、安易に誹謗・中傷の書き込みが行われ、不特定多数の他者からアクセスされる。また、インターネット上に掲載された個人情報や画像は、情報の加工が容易にできるこ

とから、誹謗・中傷の対象として悪用されやすく、一度流出した個人情報を回収することは困難とされている。文部科学省（2016）がとりまとめた「平成27年度児童生徒の問題行動等生徒指導上の諸問題に関する調査」によると、PCや携帯電話等を使用した「いじめ」の認知件数は9149件となっており、学校でのトラブルを理由とした自殺者も報告されている（内閣府自殺対策推進室警察庁生活安全局生活安全企画課 2015）。文部科学省（2008）が早期発見・早期対応の重要性を指摘するなか、各携帯電話会社は、スマホやケータイの安全な利用方法やインターネットトラブルに関する説明などを含めたスマホ・ケータイ教育支援活動を実施している。しかし、それらの教育の多くは、危険性の説明やスマホ・ケータイ機能の設定方法などが中心となっており、ソーシャルメディアに対する利用行動を規定する心理社会的要因については明らかにしていないのが現状である。

ソーシャルメディアとネット依存

　また、ソーシャルメディアの長時間利用によるネット依存症が急増している。ネット依存症とは、「インターネットの世界に過度に入り込み、常にネットに触れていなくてはいられない状態になること」とされている（樋口，2014）。ネット依存症は小学生から高齢者まで幅広い年代にみられるが、年齢が低年齢層になるほど依存傾向が高い者の割合が多くなるとされている。この傾向は総務省（2014）が実施した調査においても同様にみられ、10〜20歳代において依存傾向の高い者の割合が最も多く、とくにスマホ所有者に顕著にあらわれていた（図8-2）。

　ネット依存症に陥ると社会生活、人間関係、家族関係への悪影響を及ぼすだけでなく、身体的・精神的な部分にも変調をきたすことが指摘されている（高橋，2014）。北見他（2013）は、ソーシャルメディアを長時間使用している者ほど睡眠時間が短くなり、日常生活でやらなければならないことができなくなる、時間がなくなってしまう等の体験をしていることを報告している。とくに、青年前期の若者がインターネットを中断したくないばかりに、「眠らない、食べない、動かない」（樋口，2014）といった生活を続けることは心身の健康および成長過程に悪影響を及ぼすといえる。また、青年期の若者がネット依存に陥る背景には、人間関係の問題が大きくかかわっていると考えられる。北見他（2016）は、スマホを利用することのメリットとして他者との「つながり」を高く評価している者ほど

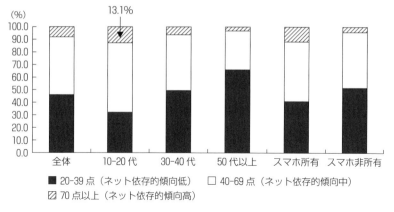

図 8-2　日本におけるネット依存傾向

出典：総務省（2014）.

　スマホの利用時間が長くなり、また友人との付き合い方において、傷つけられることを回避する傾向のある者は、スマホやケータイに対する依存傾向が高いことを報告している（北見・清水，2015）。これは、ネットいじめの被害者になることへの不安のあらわれであると考えられ、友人関係に強い意味を見出し、友人からの評価を強く意識するといった青年前期の特徴から引き起こされる問題であるといえる。

4. 不慮の事故

青年期の死亡率と死亡原因

　青年期を表す「青春」という言葉は、まさに人生がそこから開花するように感じる人々の感覚を表している（遠藤，2000）。しかし、不幸にもそのさなかに失われる命もある。厚生労働省の人口動態統計によれば、平成 26（2014）年の青年の死亡率（人口 10 万対）は 15〜19 歳で 20.3、20〜24 歳で 38.7、25 歳〜29 歳で 44.5 であった。全人口での死亡率は 1014.9 であるから、相対的に青年期の死亡率は低い。しかし、全年代の傾向を見ると、5〜9 歳および 10〜14 歳が最も死亡率が低く、青年期は死亡率上昇の境になっている。また、全人口における死因は第 1 位が悪性新生物、第 2 位が心疾患、第 3 位が肺炎、第 4 位が脳血管疾患であっ

第 8 章　青年期の健康心理学の実践

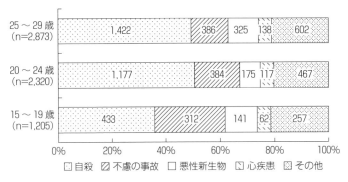

図 8-3　青年期の主な死因
出典：厚生労働省　平成 26 年人口動態統計より作成。

たが、これと同様の傾向がみられるのは 50 歳代以上においてである。青年の死因は第 1 位が自殺、第 2 位が不慮の事故、第 3 位が悪性新生物、第 4 位が心疾患であり、身体疾患以外の原因（自殺と不慮の事故の合計）が 60% 以上を占めていた（図 8-3）。したがって、青年の命や人生を守るための健康教育としては、身体疾患の予防だけではなく、心の健康に目を向けることや、日常生活で自分の健康や命を自分で守るという意識を向上させることが重要であると考えられる。

交通事故とリスクテイキング行動

平成 21 年度「不慮の事故死亡統計」の概況によれば、平成 20（2008）年の青年における不慮の事故の種類別死亡数の構成割合は「交通事故」が最も多かった。全体として交通事故は平成 7（1995）年の 1 万 5147 人から平成 20（2008）年の 7499 人まで一貫して減少しており、青年においても減少している。しかし、青年の不慮の事故死に交通事故が占める割合は 15～19 歳で 73.3 %、20～24 歳で 59.2 %、25～29 歳で 46.7 % と依然として高く、年齢が低いほど交通事故の占める割合は高い。また、死亡事故でなくとも交通事故は、被害者、加害者ともに大きな打撃を与え、少なからずその後の人生にも影響を与えうるものである（今江・鈴木, 2013；大澤, 2011）。したがって、積極的な交通事故対策が必要である。

交通心理学では、事故発生率の高い若者集団に対する説明理由としてドライバーのリスクテイキングが挙げられている。リスクテイキングの定義に関しては、

リスクを承知でリスクを取ろうとする場合のみであるとする立場もあれば、リスクを把握しているかどうかをあまり厳密に考えずに事故発生の可能性のある行動を実行する場合すべてをリスクテイキングと呼ぶ立場もある。いずれにせよ行動としては「リスク敢行―リスク回避」の次元で理解され、具体的にはシートベルト非着用や短い車間距離、走行速度などが指標となる（蓮花，2000）。

　リスクテイキング行動の理由として、芳賀（2007）は次の4点を挙げている。第1に、リスクを小さく感じる場合である。この場合のリスクとは、失敗する確率と失敗したときの被害の積で表される、客観的リスクの主観的見積もりである。したがって、失敗した場合の被害が甚大でも失敗する可能性がほとんどないと判断すれば、リスクを取ることを選ぶ可能性がある。失敗する確率の判断は主観的であることにも留意する必要がある。若者は年長ドライバーほど交通状況で事故発生の可能性を高めるような環境条件を危険だと見なさないことや、若者や高齢者において運転技能の自己過信傾向がみられること（蓮花，2000）、免許取得後に自己評価は急速に高くなり男性の場合には免許取得3年後には過大評価傾向を示すこと（松浦，2006）などが指摘されており、こういった要因がリスクテイキング行動に影響していると考えられている。第2に、成功に伴う効用（メリット）が大きく感じられる場合である。効用には金銭的利益だけでなく、快感、満足感、達成感など心理的なものも含まれる。第3に、リスクを避けたときの不効用（デメリット）が大きく感じられる場合である。安全に行動することが遠回りになる、時間がかかる、手間がかかる、費用がかかるなどの理由で不安全行動が選択されがちである。第4に、リスク行動自体に効果がある場合である（芳賀，2007）。自動車の運転の場合には、ストレスの発散、攻撃、自立の表現、覚醒レベル上昇の手段、大人の権威への反発、仲間からの賞賛などが挙げられる（蓮花，2000）。

　第2、第3、第4の理由は、運転の際、事故になるかどうかという基準とは別の基準によるメリットとデメリットである。それらが運転行動におけるリスク敢行―回避の行動面に影響を及ぼしていると解釈できる。リスク効用の知見の山積に伴い、リスク回避の方向への変容には、リスクテイキング行動の効用を減少させ非効用を増大させるとともに、リスク回避行動の効用を増大させ非効用を減少させる方策が求められる（蓮花，2000）。

リスクテイキング傾向を減少させリスク回避傾向を増大させるために

　以上の知見を踏まえ、青年に対して交通事故予防の教育を効果的に行うには、どういった方略が考えられるだろうか。例えば、自動車の運転における過大な自己評価の修正に関しては、高齢者ドライバーを対象とした教育プログラム（太田, 1997）の例があり、ドライバー自身がテストを行いコンピュータを通じてフィードバックを受けることにより、直接指導者から教育指導を受ける際に生じやすい心理的反発などが少なかったと解釈されている（蓮花, 2000）。青年においても、彼らにとって身近なゲームの要素を入れるなどして、客観的な情報を受け入れやすい形で提示することが重要であると考えられる。

　また、歩行者におけるリスクテイキング行動として、近年、歩きながらスマホを操作するいわゆる「歩きスマホ」がある。歩きスマホをしている者において、おそらく、安全に歩いているという自己評価は過大であり、歩きスマホの効用の認知が非効用の認知を上回っているものと推測される。したがって、例えば、歩きスマホは歩行速度や歩幅を減少させ（中村他, 2016）、前方注意反応時間に遅れが生じる（小松他, 2015）といった研究結果があるが、これらを体験的に学ぶことで、適切な自己評価を促すとともに、リスクテイキング行動の効用・非効用の認知を変容させるものと考えられる。

5. 薬　物

青年における薬物乱用の現状と認識

　平成 27（2015）年度の薬物事犯の検挙人数は 1 万 3000 人超とほぼ前年並みであり、このうち最も多い覚醒剤事犯の検挙人数もほぼ前年並みであった。一方、大麻事犯の検挙人数は、2010 年以来 5 年ぶりに 2000 人を超えた。その背景には、20 歳代および 20 歳未満の若年層による大麻乱用傾向の増大が挙げられる。また、危険ドラッグ事犯のうち危険ドラッグ乱用者は 1000 人弱であり、30〜39 歳が最も多く、次いで 20〜29 歳が多かった（警察庁, 2016）。

　薬物乱用について、青年たちはどのように認識しているのだろうか。内閣府

(2010) の調査によれば、全年代において「どのような薬物であろうと、どのような理由であろうと絶対にいけない」（以下、「絶対にいけない」）と答えた者の割合が多数を占めたが、10歳代、20歳代の若年層（以下、若年層）では30歳代以上に比べてその割合が少し低かった。若年層において、「絶対にいけない」とする群に比べて「一回くらいであれば体に害はなさそうなので、いいのではないか」（以下、「一回くらいはよい」）や「他人に迷惑をかけなければ個人の自由である」（以下、「個人の自由」）とする群は、誘った相手によっては断りきれない、好奇心から断らないかもしれない、悩み事があれば断らないかもしれない等の項目に対する肯定率が相対的に高かった。また、薬物を使用したいと思ったことがあると回答した者は、「一回くらいはよい」とする群では38.5%、「個人の自由」とする群では20.8%であった（内閣府，2010）。これらのことから、薬物使用について「一回くらいはよい」や「個人の自由」と考えている者は「絶対にいけない」と考えている者よりも実際に薬物を使用する危険性が高い、いわば薬物使用の予備軍と捉えることもできる。

　さらに、若年層について「絶対にいけない」と回答した群と、「一回くらいはよい」および「個人の自由」と回答した群とで自尊感情の比較を行ったところ、後者のほうが自尊感情が低かった。加えて、薬物を使用したいと思ったことのある群はない群よりも、自尊感情が低かった（内閣府，2010）。薬物使用に関する規範意識の低下している者は同時に自尊感情も低下した状態にあり、規範意識と自尊感情の低下が薬物使用の背景にあることがうかがえる。

薬物乱用の関連要因

　薬物関連問題は思春期に端を発していることが少なくない。薬物依存症の回復支援施設 DARC (Drug Addiction Rehabilitation Center：ダルク) 入所者を対象に行われた調査によると、使用開始年齢の平均値から、中学1～2年生で喫煙・飲酒、中学3年生前後で有機溶剤（いわゆるシンナー）、20歳前後で大麻や覚醒剤を使い始め、20歳代中頃には処方薬や市販薬といった医薬品の乱用が開始されるという順序性が推測された（嶋根・三砂，2005）。喫煙や飲酒は薬物使用の入り口となる薬物であることが指摘されており、喫煙と飲酒のいずれかもしくは両方が薬物使用と関連していることが明らかにされている（呉他，1998；嶋根・三砂，2004；吉

本他，2014）。また、有機溶剤乱用を経験した者は経験していない者に比べて、日常生活の規則性、学校生活、家庭生活、友人関係において好ましくない傾向があり、相対的に家庭にも学校にもなじめず友人関係も希薄で「居場所のない子どもたち」と推測できる（和田他，2015）。薬物使用のきっかけの上位は「仲間からの誘い」や「好奇心・興味」であるが（呉他，1998；松本他，2010）、それらのきっかけは、家庭や学校での良好な対人関係の欠如を背景として作用するものと考えられる。嶋根（2010a）による、薬物乱用の危険因子とそれをふまえた予防対策を表8-2に示す。

　一方、薬物使用に関する理論的な説明として、犯罪の原因論として有効とされてきた次の3つの理論が適用されている。第1は緊張理論であり、薬物の使用は

表8-2　薬物乱用の危険因子と危険因子をふまえた予防対策

領域	危険因子	危険因子をふまえた予防対策
仲間・友人	薬物乱用をする仲間がいる 仲間から誘われた経験がある	対処スキルの獲得
生活習慣	起床時間の乱れ 就寝時間の乱れ 朝食の欠食が多い	規則正しい生活習慣 を身に付ける
コミュニケーション	学校生活が楽しくない 親しく遊べる友人がいない 相談できる友人がいない 食生活が乱れている 家族と夕食をともにする頻度が低い 親との相談頻度が低い	学校・家庭・地域における 積極的なコミュニケーション
飲酒・喫煙	常習的な喫煙 家族から喫煙をすすめられた経験 問題飲酒（大量・高頻度）をしている 大人不在下で、仲間だけでの飲酒 イッキ飲み ブラックアウト経験 アルコール・ハラスメントの被害	飲酒・喫煙を始めない・ やめさせる 健康教育、対処スキルの獲得
問題行動・危険行動	無断外泊 万引き いじめの加害経験 身体的暴力の加害経験 過食・拒食などの食行動の異常	問題行動・危険行動の 早期発見・早期解決

出典：嶋根（2010a）を一部改変。

内的圧力や情緒的葛藤の表出であり、環境の不適応または欲求不満の産物とされる。第2は社会的統制理論である。薬物の使用や逸脱行動への衝動は家族や学校などの伝統的な社会集団とのきずなによって抑制され、これが断ち切られたり緩められたりしたときに、人間は犯罪をする自由を得るとしている。第3は分化的接触理論である。薬物使用などの逸脱行動は、ある集団内の他の構成員との相互作用を通じて学習された行動であり、人々が遵法的文化から隔絶した逸脱文化に接触する過程の中で薬物使用が学習されると説明している（呉他，1998）。各理論の中核となる3つの概念に「薬物使用に対する本人の寛容度」を加えた薬物使用の説明モデルが検討された結果、社会的統制（学校や家族からの支援やコントロール）の弱さが薬物使用に寛大な環境に接しやすくし、その影響により薬物使用に至るという経路が示された。また、薬物使用に寛大な環境への接触から薬物使用に至るまでに「薬物使用に対する本人の寛容度」が介在する経路も示された。すなわち、薬物使用に対して寛大な環境への接触が、薬物使用を使用しても問題ない、もしくは少しなら大丈夫といった危険な認知を生み、それによって薬物使用に至るという経路である。相対的には、薬物に寛容な環境から薬物使用への直接効果のほうが大きいため、薬物に対する危険性の認知を高める教育だけでなく、薬物使用に対して寛容な状況におかれないような環境改善も重要である（呉他，1998）。

薬物乱用の防止教育

　小学校から高等学校までの学校教育において薬物乱用防止教育が行われている。実施率は平成23（2011）年時点で70%程度である（文部科学省，2012）。

　教育内容や教育方法は、古典的な健康教育のスタイルであった「知識伝達型」や「脅し型」から、薬物乱用のきっかけとなるような要因を減らし薬物乱用の誘いを断るスキルを養う「スキル教育」への移行がみられる。スキル教育では、ロールプレイなどを活用した実践的なアプローチが取られることが多い。社会的スキルの向上を目的とする薬物乱用防止プログラムは、従来のカリキュラムと比べて、薬物乱用に関する知識、意思決定スキル、自尊感情、仲間からの誘いを断るスキルが向上するとともに、薬物乱用自体も減少すると結論づけられている（嶋根，2010b）。また、自尊感情、規範意識、ソーシャルサポートの認知、ストレスマネジメントの自己効力感といった心理社会的要因も重要視されている。最近で

は、レジリエンスを高めることに重点を置いた喫煙、飲酒、薬物乱用防止プログラムもみられる。レジリエンス、すなわち、「劣悪な家庭・地域・学校の状況や、日常生活の中で遭遇するさまざまな困難等を乗り越え、しなやかにより良く生きる力」を養うことを目的としており、今後、効果的にレジリエンスを高めるための方法について探求する必要がある（野津，2011）（コラム8参照）。

（北見由奈 [1，2，3節]・神庭直子 [4，5節]）

Column 18

▶いのちの教育

昨今、「生命の尊厳が軽んじられている」、「学校の生命教育が不十分だ」といわれている。しかしながら、教育現場だけではなく、地域、家庭においても若者たちが「いのち」を理解することが大変難しい状況であることはいうまでもない。核家族化や病院で生死の瞬間を迎える社会では、若者たちが「いのち」を感じることは容易ではなく、それは若者に限ったことではない。

筆者は臨床助産師として約10年間、人間の生死に携わってきた。そこで、助産師はいのちと死と性に最も近い専門職であると実感し、15年前より「生命と性の健康教育」の講演会を年間約50講演、実施している。対象は小学生から高校生、また教員やPTAの保護者など幅広い。そして、

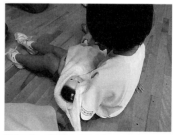

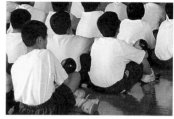

（いずれも筆者撮影）

いのちが誕生する奇跡的な過程と、誕生に至らなかったいのちについても話している。なぜなら、死の側面からいのちを話すことで、自身が存在していることの価値を実感することができるからである。つまり、胎内での10カ月間のさまざまな能力の習得とその発揮、また胎児の立場から陣痛を感じ、この世に産声を挙げ誕生する瞬間を、言葉と画像で豊かに丁寧に表現することを追求している。それは、助産師の生業として「いのち」を伝授する、その職業の使命であると感じている。講演会では、妊婦体験も実施でき3000gの沐浴人形を必ず抱っこしながら参加し、抱っこされて成長してきた自分自身を考える時間を提供している。いのちを感じる授業で、自分が生まれてきた奇跡的な確率とその過程をイメージする。そして、生まれたことに感謝しながら、自尊感情を少しでも高めることができ、他者のいのちも大切にすることが、生涯の健康なこころであり続ける基盤になるのではないかと考える。

（上田邦枝）

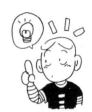

第 8 章　青年期の健康心理学の実践　119

column 19

▶中学生を対象とした社会的スキル訓練の活用

　対人関係を円滑にするための行動を選択し、遂行する能力を指す概念として、社会的スキルがある。その社会的スキルを学習したり、適切に選択したり、遂行したりするための練習方法として、SST（Social Skills Training：社会的スキル訓練）がある。とくに認知行動療法において重視される SST では、「社会的に望ましい行動」を学習、遂行することよりも、「環境（相手、集団）から期待する反応を引き出し、結果的に自分にとっての強化事態を引き出すことができる行動」を学習、遂行することに重きが置かれている（小関，2016）。具体的には、友だち同士であいさつをする際は、「おはようございます」というような、社会的に望ましいとされる行動よりも、「おはよー」であるとか、相手の名前を呼びかけるなどの行動の方が、相手からの期待した反応（「おはよー」と言い返される）が得られる可能性が高いと予測される。したがって、実際の訓練の対象となる行動は、後者が優先されることが多い。

　中学生の対人関係を考えると、同学年の友人関係だけではなく、先輩、後輩や先生との関係、自身の保護者との関係など、小学生と比べて社会的スキルの遂行が必要とされる社会的場面は、大きく拡がる。このような状況を考えると、画一的な社会的スキルの「型」を教えることよりも、社会的スキルを相手に合わせて「使い分ける」能力や、相手の反応に応じて「修正する」能力が求められる。

　そのような視点から、中学生を対象とした SST を実践する際には、社会的スキルの学習や遂行促進に重きをおいた内容だけではなく、すでに自身が学習していたり知識として保持したりしている社会的スキルの有効性や実行可能性を整理しつつ、相手や状況にあわせて選択するような問題解決訓練を実践することも有効である。

　中学生を対象とした SST は、単に中学時代を過ごすためのスキルにとどまらず、高校や大学、社会に出たときにも活用できるスキルの習得、遂行の素地を作る役割も持っている。集団と個人のそれぞれのアセスメントに基づいて、訓練内容を選択することが望まれる。

（小関俊祐）

Column 20

▶成人形成期

"大人になるってどういうこと？"青年期が長期化する今日、ますます複雑化するこの問いに挑戦したのは、アメリカの発達心理学者アーネット（Arnett, 2000）である。アーネットは、先進国に住む18歳から25・29歳までを青年期でも成人期でもない新たな発達段階であるとし、成人形成期（Emerging Adulthood）を提唱した。その背景には、教育期間の延長、晩婚化、晩産化、雇用環境の変化（安定した職につくまでの期間延長）など、現代社会に見られる社会経済的変化がある。成人形成期に属するアメリカ人を対象とした面接調査の結果、アーネットは、大人であることの要件として、① 自分自身に責任を持つ、② 自立した決定を下す、③ （親から）経済的に独立する、④ 対等な立場で親との関係を築く、の4つを明らかにしている。そして次の5つを成人形成期の特徴としている。

① アイデンティティ探索：青年期に続いて、私は誰？ の問いに対する答えを求めつつ、恋愛、仕事、学校を中心に多様な人生の選択肢を試してみる時期
② 不安定さ：恋愛、仕事、居住地に変化が多い時期、親の元に帰ることもある。
③ 自己焦点化：生涯の中で他者に対する責任・義務が少ない時期
④ 宙ぶらりんの感覚：自分自身に責任は持つが、青年でも大人でもない時期
⑤ 可能性・楽観性：希望にあふれ、生き方を変えるまたとない機会がある時期

成人形成期は、住居、雇用、教育、恋愛関係の変化、新しい役割の始まり、新しいソーシャルネットワークの構築、家族や古くからの友人との分離、機会や選択肢の増加、親のサポート・指導・監視の減少を経験する時期である。また社会的規制から解放され、健康行動やライフスタイルを自由に選択し始める。

この時期には、アイデンティティ探索に伴う混乱や不安定さから生じる不安やストレスの解消方法として、飲酒行動が増える。成人形成期の特徴的な健康リスク行動は、低頻度・大量飲酒、いわゆる"Binge drinking"である。日本の20歳から29歳においても、飲酒頻度は少ないが一回の飲酒量は他の年代よりも多いとの報告がある（厚生労働省, 2012）。結婚や子育て、キャリアに関わる責任を伴う成人前期への移行によって飲酒量は低下する傾向にあるが、飲酒問題を成人期に持ち越さないことは、成人形成期の重要な健康課題である。

（松田与理子）

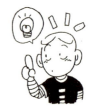

Column 21

▶若者とギャンブル依存

　日本では、2016年にIR推進法、いわゆる「カジノ法案」が国会で可決された。ギャンブル依存症や治安の悪化などのデメリットはあるものの、2020年東京オリンピックに向けて地域の活性化と海外観光客の増加を目的としており、確かに日本の一つのランドマークとして経済効果が期待できる一つの方策である。一方で、新たなギャンブル機能を生み出すとなると、さまざまな角度からの議論が必要である。とくに日本では、競馬・パチンコ・宝くじ・競艇など公に認められるギャンブル（ここも議論が必要だが）が多岐にわたり、「ギャンブル依存症」が社会的な問題の一つとして捉えられている。

　ギャンブル依存症に陥る年代としては、教育機関を卒業した社会人が多くの割合を占めるが入口は青年期、すなわち「若者」が最も多い（高田・湯川, 2011）。ギャンブルは健康心理学ではリスクテイキング行動の一つとして分類されており、健康心理学的な見地からギャンブル依存が心身に及ぼす危険性に焦点をあてることは、この国が抱える問題を紐解くうえで重要な要因であると考えられる。

　ギャンブル依存症とは、自己の社会的・精神的・身体的な悪影響が大きくなるにもかかわらず、過度なギャンブル習癖を自分の意志では抑えられずに繰り返してしまう状態をいう（大谷, 2015）。つまり「やめたくてもやめられない」状態である。ギャンブル依存が進行するとギャンブルの反復により、経済状況や家族関係が悪化し、破産、離婚、離職、自殺などの問題が生じる可能性が増す。厚生労働省（2013）によると、日本のギャンブル依存症の有病率は4.8％におよび、想定実数は536万人と試算されている。この数字は諸外国（1％前後）と比べても極めて高い数値であり、改めてギャンブル依存を日本の社会問題として捉える必要性が指摘できる。他方、若者においては、20歳前後にギャンブルを開始し、6年後に借金が始まり、治療の場に現れる30代後半までに1300万円を消費してしまうなどのケースが多くみられる（田辺, 2014）。本人のみならず家族もメンタルヘルス不調に陥るケースが多く、治療上最も有効な自助グループの数も少ないため、深刻なケースに陥る前に、ギャンブルに接触する前段階での予防的なアプローチが強く望まれる。

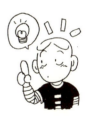

（江藤　佑）

第9章

成人期の健康心理学の実践

1. 成人期の特徴

　平均寿命の伸長、青年期の長期化（コラム 20 参照）、晩婚化、晩産化などによって経済社会構造が著しく変化する今日、成人期を年齢で厳密に区分することは難しいが、概して 25 歳頃から 65 歳頃までを指す。成人期はさらに成人前期（25〜45 歳頃）と中年期（45〜65 歳頃）に分類される。青年期と比べて生物学的に安定しているこの時期には、社会的責任と役割が増加し、社会の中核として他の発達期を支援する立場となる。

　成人前期には、就職、結婚、出産、子育てなどの大きなライフイベントを通して社会における活動領域が拡大し、活動性が高まる。この時期には、青年期に得た自由を手放し、家族や仕事上の関係に埋め込まれることが必要となる。心身および社会的に安定し、充実した時期である一方、職業生活の影響が大きく、職場環境や人間関係から職業性ストレスが増大しやすい。身体的には成熟に達し、中年期への移行期には身体的機能が穏やかではあるが衰退し始める。

　エリクソン（Erikson, 1982）は、成人前期の心理社会的危機として、親密性対孤立を挙げている。親密性とは、青年期におけるアイデンティティの確立を土台にして、恋人、友人、同僚など、他者との間に責任と義務をともなう親密な関係を築く能力である。親密性の確立には、確固たる自己を保ちながら、相手を信頼して自己開示することが求められる。そのような親密性が確立できないと、孤立を招き、疎外感を経験することとなる。

　中年期は、社会的には働き盛りで能力や人格的成熟が高まる時期でありながら、

加齢に伴う身体的機能の低下や生活習慣病の出現がみられる。女性は更年期を迎えて閉経前後に大きな身体的変化を経験し、自身への健康不安を感じ始める。また、子どもの巣立ちや老親の介護・死別など、生活が大きく変化する人生の転換期である。この時期には、自己の有限性の自覚や身体的加齢、役割の変化などによって人生の見直しと再評価が求められ、アイデンティティの再構築が必要となる（岡本，2002）。

　エリクソンが提唱する中年期の心理社会的危機は、世代性対停滞である。世代性とは、成人前期の親密性を土台にして、子どもを産み育てる、職場の部下を指導する、生産的・創造的な仕事に携わる、地域社会に貢献するなど、次世代の価値を生み出す行為に積極的に関わることを指す。世代性の確立に失敗すると、自己愛的な自己陶酔に陥り、社会的活動や生活の停滞につながる。

　ハヴィガースト（Havighurst, 1972）は、各発達段階に個人が達成すべき発達課題があるとし、成人期の課題として表9-1の項目を挙げている。成人前期の課題は、人間関係、キャリア選択、家庭の形成が中心となる。中年期においても人間関係およびキャリアは重要な課題であるが、自己認識と個人的達成が課題の焦点となる。

　約40年に及ぶ人生で最も長い期間を占める成人期には、多様な健康心理学的課題が存在する。本章では、成人期の生活の主要な部分を占める職業生活、成人前期の大きなライフイベントである子育て、中年期の身体的変化を象徴する更年期、中年期における人生の再評価と高齢期への移行を成人期の健康課題として取り上げる。

表9-1　ハヴィガーストによる成人期の発達課題

成人前期（20-40歳）	中年期（40-65歳）
① 配偶者を選ぶ	① 子どもが責任ある幸せな大人になることを助ける
② 配偶者と共に暮らすことを学ぶ	② 成人としての社会的・市民的責任をはたす
③ 家庭を形成する	③ 職業生活において満足いく業績を上げ、それを維持する
④ 子どもを育てる	④ 成人にふさわしい余暇時間の活動を発展させる
⑤ 家庭を管理する	⑤ 自分をひとりの人間として配偶者と関係づける
⑥ 職業生活をスタートさせる	⑥ 中年期の生理的変化を受け入れ、それに適応する
⑦ 市民としての責任を引き受ける	⑦ 老いていく両親への適応
⑧ 気の合う社会集団を見つけだす	

出典：Havighurst (1972).

2. 職業生活

　大半の成人は、人生の多くの時間を仕事に費やしている。仕事は、経済的資源だけでなく、アイデンティティ、社会との繋がり、目的、価値ある挑戦など、個人にさまざまな恩恵をもたらす。意義ある仕事に携わることは、ポジティブ感情、満足度、心理的ウェルビーイング、自尊感情を高め、人生の意味づけに大きな影響を与える。しかしながら、仕事は成人のストレスの主たる原因でもあり、成人期の健康障害・疾病発症につながるリスクをはらんでいる。

職業性ストレス

　昨今のIT化の進展や厳しい経済情勢の下での労働環境の変化、人間関係の希薄化などによって労働者のメンタルヘルス問題は増大しており、自殺や抑うつが増加傾向にある。約6割の労働者が仕事のストレスを感じており、その理由に職場の人間関係、仕事の量・質などが挙げられる。またメンタルヘルス上の理由による連続1カ月以上の休業者・退職者がいる事業場は、全体で10.0%、従業員数1000人以上の事業場では約9割にのぼる（厚生労働省，2012；2013）。仕事のストレスは、メンタルヘルスだけでなく、直接的あるいは生活習慣の悪化を介在してメタボリックシンドロームの進展に寄与する（小田切，2010）。

　長時間労働もメンタルヘルス不調と強く関連しており、1週間の総労働時間が「90時間以上」の労働者のうち約4割が不調を感じている（労働政策研究・研修機構，2012）。また、長時間労働およびその結果生じる睡眠不足によって脳・心臓疾患のリスクが高まることも明らかになっており、過労死・過労自殺につながる可能性が高い（亀坂・田村，2016）。このような実態を受けて、企業のストレスチェック制度導入の義務化などを柱とする改正法が2015年12月1日から施行された（コラム6参照）。

　職業性ストレスを表すモデルは複数存在するが、代表的なモデルの一つにNIOSH（National Institute for Occupational Safety and Health：米国国立労働安全衛生研究所）が作成したNIOSH職業性ストレスモデルがある（図9-1）。このモデルでは、職場ストレッサーを起因とするストレス反応は、個人要因、仕事外要因、緩衝要

因によって修飾され、ストレス反応が持続し慢性化することが疾病の発生につながるとされる（Hurrell & McLaney, 1988）。

産業保健の領域では、職業性ストレスモデルにもとづいて、一次予防（不調の未然防止）、二次予防（早期発見・早期対応）、三次予防（復職支援・再発予防）を軸に、メンタルヘルス対策が実施されている。これら3つの予防段階を組織・個人の両レベルで行う必要があるが、職場環境の改善、個人向けストレス対策（教育研修）、管理監督者の教育研修など、一次予防の重要性が高まっている。

個人を対象としたストレス研修の技法には、認知行動的アプローチ、リラクセーション、瞑想法、バイオフィードバック、タイムマネジメントなどがある。認知行動的アプローチには、認知再構成法、問題解決技法、アサーション、情緒的コーピング、ストレス免疫訓練法などが含まれる。国内外のストレス介入研究のメタ分析によると、採用率が高い技法はリラクセーションと瞑想法だが、認知行動的アプローチを単独で用いたプログラムの介入効果が最も大きい。また、技法を複数組み合わせるよりも単一技法の効果が大きく、実施期間は1～4週間が最も効果的であり、介入期間が長期になるほど効果が下がる（Richardson & Rothstein, 2008）。効果の高いストレス研修プログラムの開発・実施には、こうした知見の活用とさらなるエビデンスの蓄積が重要となる。

職場におけるポジティブメンタルヘルスの推進

上述のように、ストレス対策への取り組みは益々重要となっている。一方、職場のネガティブな問題だけでなく、ポジティブな要因も含めて労働者の健康を捉える必要性が高まっている。そのようなポジティブな要因の一つにワーク・エンゲイジメントがある。ワーク・エンゲイジメントは、仕事に関連するポジティブで充実した状態であり、活力・熱意・没頭で特徴づけられる（Schaufeli et al., 2002）。ワーク・エンゲイジメントの高い労働者は、職務満足感や組織コミットメントが高く、不安や抑うつなどの心理的ストレス反応や身体愁訴が少ない（松田・石川, 2012など）。ワーク・エンゲイジメントを高める要因には、自己効力感、組織内自尊感情、楽観性などの個人資源、上司・同僚のサポート、仕事の裁量権、上司からのパフォーマンス・フィードバックなどの仕事資源が報告されている（Halbesleben, 2010など）。

第9章 成人期の健康心理学の実践 127

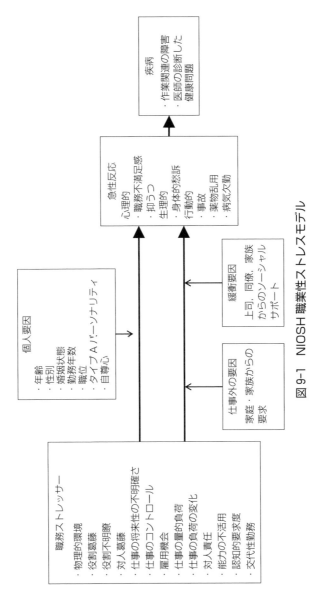

図9-1 NIOSH職業性ストレスモデル

出典：Hurrell & McLaney (1988).

さらに近年は、労働者個人の健康だけでなく、組織の活性化にも注目することの重要性が指摘されている。例えば、アメリカ心理学会が提唱するPHW（Psychologically Healthy Workplace：心理的健康職場）では、従業員の健康・ウェルビーイングと組織の生産性を支える健康な職場文化の形成を推進している。日本では、ポジティブメンタルヘルスに着目した健康いきいき職場モデルが推奨されている（川上，2014）。また、経済産業省（2016）は「従業員の健康増進を重視し、健康管理を経営課題として捉え、その実践を図ることで従業員の健康の維持・増進と会社の生産性向上を目指す経営」として健康経営を推進している。その背景には、少子高齢化による労働人口の減少や国民医療費の増大がある。企業・健康保険組合を取り巻く状況が変化する中、従業員とその家族の健康は企業経営や生産性に大きな影響を与える要素と考えられている。

労働者のポジティブメンタルヘルスに注目した取り組みは緒に就いたばかりであり、その方法論の確立や科学的根拠の蓄積はこれからの課題であるが、成人期の健康や幸福の向上を目指すうえで大いに期待したいところである。

3. 子育て

親になるということは、子どもの成長を支えるだけでなく、育児は「育自」と表現されるように、成人期の人格的成熟を促す重要な発達課題である。一方、子育て期にはさまざまな問題が生じうる。

産後うつ（母親・父親）

晩婚化・晩産化が進む現代では（図9-2）、30代から40代前半が子育て期にあたり、男性の多くは仕事で最も多忙な時期と重なる。また、性別役割分業が著しい日本では、夫の子育てや家事への関与が極めて低く、その傾向は妻がフルタイム労働であってもあまり変わらない（伊藤・相良・池田，2006）。父親の育児不在は、母親の育児不安や孤立感を高め、孤立した子育ては産後うつと関連がある（大野，2008）。母親の産後うつは、子どもの認知的・情緒的発達に負の影響を及ぼし、乳児虐待のリスクを高める。産後の母親は育児に追われ、身体愁訴を訴えることも多いため、母親の身体的過重負担の予防とうつ病の早期発見が重要となる。そ

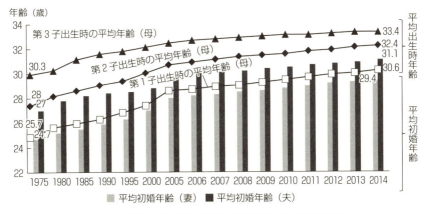

図 9-2　平均初婚年齢と母親の出生時年齢の年次推移
出典：平成 27 年度の厚生労働省「人口動態統計」より作成。

うしたなか、出産後の母親の精神的・身体的健康増進を目的とした運動プログラムは、不安や産後うつ、身体不調を抑え、ポジティブ感情、自尊感情、心理的ウェルビーイングを高めることが報告されている（Larson-Meyer, 2001）。また、パートナーとのコミュニケーションを向上するためのスキル習得によって、精神的健康度が増進することも示されている（今野・堀内，2013）。

　従来、産後うつは女性の健康課題と考えられていたが、男女共同参画の社会が求められる今日、男性の産後うつにも焦点があたり始めた。国外研究では、父親のうつ病は子どもの問題行動や情緒不安定につながること、パートナーの産後うつは父親の産後うつのリスク要因となることが示された（Weitzman et al., 2016）。愛知県で実施された縦断研究では、出生後の 3 カ月間にうつ症状を示した父親は 17% にのぼっていた（Suto et al., 2016）。

　厚生労働省が 2010 年より始動した「イクメンプロジェクト」は、男性の子育て参加や育児休業取得の促進を目的としている。イクメンとは、「子育てを楽しみ、自分自身も成長する男のこと」である。約 3 割の男性が育児休業の取得を希望しているが、実際の取得率は 2.7% にとどまる（厚生労働省，2015）。子育て期の男性の長時間労働が改善しないまま父親への役割が増加することは、産後うつの発症の増加につながる危険性がある。社会環境の整備と同時に、父親の産後うつ

のスクリーニング実施も重要な検討課題である。

子育て期の生活習慣

　子どもが誕生することで、日常生活や活動、睡眠パターンは大きく変化する。運動習慣のある男性は30代でその割合が最も低く、女性は20代、30代のいずれにおいても低い（図9-3）。その理由の一つに子育てが指摘されており、職場と家庭で多忙な時間を過ごす日常の中に、定期的な身体活動を取り込むことの難しさと考えられる。子育て期の夫婦を子ども有り・無しで比較した研究では、子ども無し夫婦の身体活動量は子育て中の夫婦よりも有意に高かった（Allender et al., 2008）。成人前期を通して男女ともに体重の増加傾向がみられることからも、子育て期は生活習慣病リスクが高まる時期といえる。

　とりわけ成人前期の男性は、内臓脂肪の増加が女性よりも早いことから（桂他, 2005）、生活習慣が乱れることでメタボリックシンドローム（以下 MS）のリスクが高まる。男性の糖尿病患者が虚血性心疾患を発症するリスクは、非糖尿病の男性と比べて40代・50代では2.5倍であるのに対して、30代では18.2倍にのぼることからも（Fijihara, 2016）、生活習慣の管理はとくに男性にとって重要な課題である。現在、40歳～74歳の医療保険加入者を対象に、生活習慣病予防のための特定健康診査・特定保健指導の実施が義務づけられているが、40歳未満の男性には十分な対策が講じられていない。黒川（2013）は、40歳未満の MS 非該当

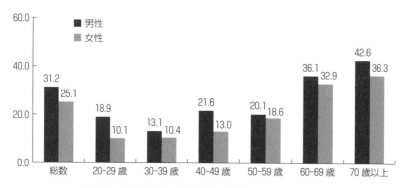

図9-3　運動習慣のある者*の割合（20歳以上年代別）

注：*1回30分以上の運動を週2日以上実施し、1年以上継続している者。
出典：「平成26年 国民健康・栄養調査結果の概況」より作成。

者を対象とした国内外の MS 予防介入研究を文献検討し、次のような知見を報告している：約 6 割の MS 非該当者は、生活習慣改善においてトランスセオレティカル・モデルの熟考期・準備期に位置しており（第 2 章参照）、保健指導を希望する者も多いことから、積極的な働きかけが期待される。運動介入では、体重、腹囲、BMI をはじめ MS の改善が確認されており、ウォーキングやジョギング、水泳など、中等度から強度の有酸素運動を取り入れた介入の効果が高い。多忙な成人前期の男性は、健康教室や健康教育プログラム参加継続への動機づけが低下しやすい。一方、参加者同士のサポートによって参加継続が促進されるとの報告もあることから、ピアサポートに着目した介入によって運動の習慣化が期待できる。

4. 更年期（女性・男性）

　女性は、中年期に閉経という大きな身体的変化を経験する。閉経とは「卵巣機能の衰退または消失によって起こる月経の永久的な閉止」であり、1 年間の無月経をもって閉経と判断される。日本人の閉経年齢中央値は 50.5 歳である（玉田・岩崎, 1995）。閉経前後約 10 年間に、女性の加齢に伴う「生殖期から非生殖期への移行期」である更年期が訪れる。閉経前後の数年間は閉経周辺期と呼ばれる。更年期には、性ホルモン分泌の低下によって、最も特徴的な症状であるホットフラッシュをはじめさまざまな不定愁訴が現れることから（図 9-4）、QOL が低下しやすい。不定愁訴の重症度や発症頻度には、喫煙、肥満などの生活習慣要因も関連している（Hendry & Kloep, 2012）。更年期の不定愁訴の治療法には、HRT（Hormone Replacement Therapy：ホルモン補充療法）、運動療法、食事療法、カウンセリングなどがある。性ホルモンを補充する HRT は、エストロゲン欠乏に伴う各種の症状の緩和・軽減に有効であるため、欧米では主流の療法である。しかし、HRT による乳がんや心疾患リスクの増大が明らかになっており、HRT の見直しが進んでいる（Harvard Medical School, 2002）。運動療法においては、体重増加の予防、乳がん発症リスクの低減、骨粗しょう症の予防、不安・抑うつの軽減や QOL の向上など、その効果は多岐にわたる（Sternfeld & Dugan, 2011）。

　女性は、生殖機能の停止である閉経を迎えるとともに、子どもの巣立ちや老親

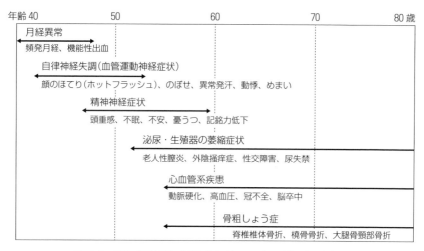

図 9-4　更年期以降に認められるエストロゲン欠乏症状
出典：青野 (1996).

の介護・死別など、中年期に特徴的な心理社会的変化を経験する。そのため、この時期には人生の有限性の自覚や喪失感が高まる。更年期はうつ病の発症率が高く、閉経周辺期の 4 年間で抑うつを経験する女性の割合は 35% にのぼることが示されている (Hay et al., 1994)。しかし、閉経の経験にはこうしたネガティブな側面だけでなく、月経の煩わしさや妊娠の心配からの解放、自己達成や自律性獲得の機会、新たな人生の意味探しなど、ポジティブな側面も報告されている (Robinson, 2013)。中年期の女性が更年期を適応的に経験し、QOL を維持・向上するためには、健康心理学の基盤である生物心理社会的視点からの全人的なケアが求められる。

　最近では、加齢に伴う男性ホルモンの減少により、男性も 40 代後半から 50 代にかけて更年期が認められるとの報告がある。男性更年期の不定愁訴には、ED (Erectile Dysfunction：勃起不全) や性欲減退などの性機能変化をはじめ、睡眠障害、疲労感、体脂肪の増加や筋肉量の減少、意欲や集中力の低下、抑うつなどがある (Hendry & Kloep, 2012)。しかし、女性の閉経とは異なり、男性ホルモンは 30 歳頃から年に約 1 ～ 2% の割合で徐々に減少するため、これらの症状は加齢によるホルモン変化だけでなく、ライフスタイル要因やストレス、不安などに起因し

ている可能性がある。この時期は、職場や家庭あるいは経済的な問題から抑うつ
や自殺が増大傾向にあることからも、ストレスマネジメントや運動、体重管理な
ど生活習慣の改善を視野に入れた対策がもとめられる。

5. 人生の再評価と高齢期への移行

　中年期は、所得や職位、意思決定能力、自信、社会への貢献などにおける最盛
期であり、心理的成長への可能性を有する人生で最も活力ある時期といえる
(Lachman et al., 2015)。しかし同時に、加齢による身体的・認知的な機能低下など
の衰退を経験し始める時期でもある。中年期の成人が多様な要求に応え、変化に
適応していくことは、とくに経済低迷が長引く今日において、決して容易ではな
い。生活満足度は中年期を底とするU字型を描くことや (Blanchflower & Oswald,
2008)、近年減少傾向にあるものの依然として中高年男性の自殺率が高いことは、
そうした実態の表れと考えられる。

　表9-2 に示したように、中年期の健康リスク要因は高齢期の健康を決定づける
予測因子となる (Larkin, 2013)。中年期の成人は、親、介護者、メンターとして
他の世代に与える影響が大きいことからも、中年期のウェルビーイング向上は、
個人内、個人間、世代間のいずれのレベルにおいても重要な課題である。

中年期男性の余暇活動とソーシャルネットワークの拡大

　中年期の男性は、職場における人間関係やそこでの役割を自らの居場所として
定めることが多く、その結果、職場外の社会的つながりが縮小し、孤独に陥る可
能性がある (Arbes et al., 2014)。そこで、この時期に新たな趣味や余暇活動を開
始する、職場外の人間との交流を深めるなどの方略が重要となる。新しい活動に
挑戦することで、職務ストレスの軽減、新しいスキルの獲得、新しいソーシャル
サポート・ネットワークの構築などさまざまな効果が期待できる。50代を対象
とした最近の研究では、男性は、運動・スポーツ、趣味や文化的活動を、一人で
はなく、仲間と共に行った場合、メンタルヘルス向上に有効であることが報告さ
れている (Takeda et al., 2015)。中年期後半は、サクセスフル・エイジング（第10
章参照）の基盤作りとなる時期であり、中年期の余暇活動は、高齢期の余暇参加

表 9-2　中年期のリスク要因と高齢期の健康との関連

中年期のリスク要因	高齢期の健康への影響
アルコール依存と有害な飲酒	心疾患、脳卒中、がん、肝硬変、健忘症、認知障害、睡眠障害、末梢神経障害、胃腸障害、骨密度の低下、赤血球生成の低減
喫煙	がん、心疾患、慢性閉塞性肺疾患のリスク増大
喫煙および飲酒	死亡率の著しい増加
身体活動の低下	がんと心疾患のリスク増大
中年期の過体重	脳の劣化、がん、糖尿病、心疾患、血管疾患、認知症、脳卒中、高血圧症、精神疾患、これらに起因する社会経済的状況の悪化
親密な関係の解消／独居	心身の健康問題、抑うつ、認知症、全般的に高い死亡率
子どもとのぎくしゃくした関係	抑うつ症状
ソーシャルネットワークの狭さ	孤立死、自殺

出典：Larkin (2013).

を予測する強力な因子である（Hendry & Kloep, 2012）。またこの時期にソーシャルネットワークを拡大することで、高齢期の孤立防止につながる。

中年期女性のキャリア形成・発達

　中年期の女性は、子どもが成長するにつれ、母親役割への依存が減り、役割に伴う制約も少なくなる一方、老親の介護が始まる。そうした役割の増減や変化を経験するなかで、人生のあらゆる側面を見直し、ライフストーリーを書き換えることが必要となる。これまで子育て役割を自己認識の中核としてきた女性は、子どもが巣立った後の虚しさから空の巣症候群を経験しやすい。そうした中、この時期にキャリアを発達させる、あるいは新たにキャリアを形成することは、中年期女性の心身の健康を向上させ、高齢期の生活満足度を高めることが示されている（Etaugh & Bridges, 2013）。また、職場の同僚からのサポートは、自己受容と将来への見通しにおいて重要な要因となる（田熊・伊藤, 2008）。

　少子高齢化と労働人口の減少が進む日本において、女性の社会進出は最重要課題である。豊富な人生経験と人格的成熟を有する中年期女性の労働参加を推進することで、社会、個人の両方に大きな恩恵をもたらすことが期待できる。

今日、ライフスタイルの多様化や女性の高学歴化と社会進出を背景として、少子化、非婚化、晩婚化、晩産化が進み、かつて「皆婚社会」といわれた日本でも結婚や出産は個人の選択へと変化しつつある。成人期における個人の体験には変動が大きく、40歳で出産するあるいは孫が誕生するなど、暦年齢では捉えきれないさまざまな生活暦が存在する。成人期の健康心理学的課題に取り組む際には、従来のライフサイクルだけでなく、個人差と多様性を考慮した支援が重要となる。

（松田与理子）

Column 22

▶メンタルヘルス不調者の職場復帰支援

　近年、メンタルヘルス不調による休職者は増加している。過去3年間で病気休業をした社員がいる企業は52.0%であった（労働政策研究・研修機構, 2013）。精神障害等による休職者への労働災害補償費は、2004年度の130件から、2015年度の272件に増加しており（厚生労働省, 2016）、経済的な損失も大きく、メンタルヘルス不調者の職場復帰支援の必要性が高まっている。休職者の職場復帰を支援するため、事業者向けのマニュアルとして「心の健康問題により休業した労働者の職場復帰支援の手引き」が作成されており（厚生労働省, 2004）、事業場における休職者への対応と職場復帰の流れが示されている。

　事業場外における専門的な職場復帰のリハビリテーションとして、地域の産業保健福祉センターや、障害者職業センター、EAP（Employee Assistance Program：従業員支援プログラム）、医療機関のデイケア等で支援が行われている。プログラムの内容には、生活指導、認知行動療法、作業練習、アサーショントレーニング、軽スポーツ等があり、これらいくつかのプログラムを組み合わせて実施されている。

　精神科デイケアにおけるリワークプログラムの例を紹介する。リワークプログラムへの参加初期には生活リズムの記録を行い、睡眠や活動のリズムを整える。徐々にデスクでの作業練習や軽スポーツで体力の回復を行う。また、認知行動療法等の心理療法プログラムに参加して、ストレスへの対処方法や再発防止のためのセルフケア方法を学ぶ。メンタルヘルス不調者に多くみられるうつ病の特徴として、否定的で破局的な認知パターンがあることが知られている（Beck, 1983）。職場復帰支援における認知行動療法では、会社での対人関係や仕事上の失敗等のストレス場面が多く挙げられ、これらのストレス場面における現実的で合理的な考え方をする練習を行う。また、休職者に多く見られる課題として、仕事の抱え込みやサポート希求の不足があり、職場復帰後にはこれらの課題に関連する問題が生じやすく、再発や再休職にもつながりやすい。仕事が多い時には周囲の人に頼む、無理な仕事は断る、などの対人関係のスキルを獲得する必要があり、アサーショントレーニングなどのコミュニケーションの練習も有効である。休職者の職場復帰支援において支援者に求められることは、休職者の課題を理解し、課題改善の支援と再発を防止するための予防的介入を行っていくことであり、そこに健康心理学が果たせる役割は大きい。

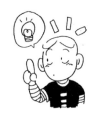

（鈴木文子）

Column 23

▶障害者のメンタルヘルス

　ある日の面接で悲しそうに脳性麻痺の彼女がつぶやいた。「ちっとも食事が楽しくない」。施設で暮らすその女性は、対話を重ねるうちに心が逞しくなり、身体や不安との付き合いがうまくなった。一方で、加齢とともに機能低下は進んでいた。以前は自分で食べていたが、今は介助なしには食べられない。その彼女のつぶやきの意味するところは何か。ピンとこない私に彼女が教えてくれた。「食べさせてもらっていると自分の食べたい順番やタイミングでは食べられなくて」「!!!」

　自分の手で好きなように食べられるのが当たり前過ぎて、ありありとは思い描けなかった、生活のより具体的な場面と彼女の悲しみがそこにあった。その日の気分でメニューが選べない面白みのなさや、介助なしには食べられない不自由さは想像していた。しかし人の生活はそんなに大雑把ではない。細かな動きの積み重ねがあり、背後にはさまざまな欲求や意志、感情がある。しかし、その動きが当たり前だと人はその意味や価値を意識しない。支援に繋げられない。

　意識して日常を振り返ると、目覚めて眠るまでの間に、生活の仕方全般にさまざまな当たり前があった。しかし、障害ゆえにそれらが当たり前ではない現実がある。それに気付いたとしても、支援者の業務増加による時間のなさから当たり前を提供できないこともある。どの順番で食べたいか、今すぐ口に入れたいか、お茶を飲んでから続けたいかを確かめながら支援することは、言うは易し行うは難しである。それでも当たり前というものの意味や価値を意識できると、限界のある中でもより良い支援を行う可能性は増える気がする。

　一方で、支援者が理想的な生活に近付けようと熱心に取り組むあまりに、知らぬ間に当たり前を奪っていることもある。心身の健康を考えて栄養バランスよく適量を規則正しく食べるように目配りする。はずれた行動が起こると即座に問題発生と捉えて対応を考える。しかし、自分の日常を振り返った時に、1年365日理想的な食生活をしている人がどれほどいるか。命に関わる目配りは必要である。しかし、当たり前の生活が、もっと気分次第のいい加減な帳尻合わせであることを忘れてしまうと、窮屈で退屈な生活を強いてしまう。

　食事をめぐるこの話は一例に過ぎない。意識してそこここにある日常生活の当たり前を振り返る。そこから目の前にいる障害を抱えた方のメンタルヘルスに貢献するヒントが見えてくるように思う。

（井上直子）

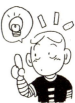

Column 24

▶女性の再就職支援

　女性の就業率は年々増加し、結婚、出産を機に退職した女性たちの中にも再就職を望む女性が増えてきた（総務省, 2012）。再就職を望む女性の中には家事や育児との両立ができ、特別な資格や就労経験がなくても比較的簡単に就労スキルを習得し、低負担、低責任の仕事を望むものが多い。よって、女性の就労支援プログラムでは、受付事務、医療事務、パソコンスキル、ビジネスマナーが人気である。しかし、事務系のオフィスワークの仕事は競争率が高く、家事や育児と無理なく両立が可能な通勤距離・時間、勤務形態でできる仕事も少ない。そのために、望まない職種で非正規雇用を選択せざるを得ないことも指摘されている。

　専業主婦期間が長い女性の中には、再び職に就く自信が低下し、加えて貧困や低学歴、虐待やDV（家庭内暴力）、マタニティ・ハラスメント、セクシュアル・ハラスメント等の経験者の中には極端に自己肯定感が低く、働く意欲が著しく低下している者もいる。そこで、正規雇用の就労経験がない若年層の女性や専業主婦期間の長い女性が、家事や育児の体験を活かし自信を持って働ける業種として福祉職を目指す就労支援プログラムが展開されている。参加者は知識やスキルを習得するだけでなく、個人の事情に即したケアを受けながら再就職への自己効力感を向上させ、就職することができている（横浜市男女共同参画推進協会, 2016）。

　現代では、20代前後の若い世代の女性の中には「専業主婦志向」が復活し（古市, 2007）、働きたい人とそうでない人とが二極化しているという指摘もある（内閣府, 2013）。また、高学歴の女性ほど知識や技能を社会で生かしたいと思う傾向も示されている（内閣府, 2013）。このような女性は家庭の経済状況や結婚、育児など、それぞれの抱える事情により、思い描いていたライフスタイルが選択できないこと、希望する職種での就労や再就職が困難になることで、さらに葛藤を抱えることにもなるだろう。女性であるがゆえのさまざまな課題や困難さに直面しているともいえるが、女性だからこそこれらの経験を活かし、自分のライフスタイルに合った仕事や就労スタイルをその時々に選択しながら長く仕事に従事できると考えることもできる。そういう意味では女性の再就職支援は仕事を含めた自らの人生を豊かで有意義になるように自己決定する支えにもなるだろう。

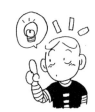

（奥田訓子）

Column 25

▶不妊と女性の健康

　近年、不妊は広く知られるようになってきた。不妊とは、とくに病気のない健康な男女が妊娠を希望し、避妊せずに夫婦生活（セックス）を営んだときに一定期間（現在、日本ではWHOの定義と同じ1年としている）を過ぎても妊娠しない状態を指す。

　現在、不妊カップルは5.5組に1組（国立社会保障人口問題研究所，2015）とされるが、正確な把握がされていない。医療期間を受診し不妊症と診断されたカップルは、一般不妊治療から体外受精などの高度生殖補助医療へと段階的に出産に向けた治療を受けることになるが、不妊治療の歴史は浅く40年に満たない。1978年に世界で初めて体外受精で生まれたルイーズは「試験管ベビー」として当時大きな話題となった。それ以降、医学の発展とともに生殖補助医療が広がり、最新のデータによると日本で生まれた子どもの21人に1人が体外受精により生まれた子どもとなる（齋藤，2016）など、不妊症や体外受精は身近なものとなっている。

　一方、日本女性の平均初婚年齢は29.4歳（2013）となり、第一子の出産年齢が30.3歳（2012）となるなか、妊よう能（妊娠する力）の問題の存在も明らかになってきた。女性の妊よう能は20歳代から35歳くらいが高く、35歳を超えると妊娠率が低下することも分かってきた。不妊治療が広く普及するにつれ、治療をしてもわが子を授かることができない現実があることも広く知られるようになった。生涯子どもを産まない女性は10.6％、子どものいない夫婦は6.4％というデータもある。

　これらを背景として、現代においては、子どもは授かりものという概念から、子どもを産む産まないを選択する時代になったといえよう。すなわち、ライフスタイルの選択が個人に課せられる時代になってきた。女性自身が自らの人生をどのように設計していくか、自らの自己実現と夫婦の人生の歩みを、共に人生を歩むパートナーと話し合いながら自己決定していくことが望まれる。そして、どのような自己決定をするかは、他者からとやかく意見されたり評価されたりするものではない。女性とそのパートナーが、自ら選択し、選択した結果をもとに、活き活きと人生を生きていくことができるよう、健康心理学として支えていくことが必要であろう。

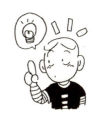

（割田修平）

第10章

高齢期の健康心理学の実践

1. 高齢期の特徴

高齢期とは

　近年「老人」を公用語から廃し、「高齢者」、「高齢期」を使うことが定着している（下仲, 1998）。しかし、国際的な視点からでも「高齢者」、「高齢期」の年齢の定義は実にさまざまである。国連では 60 歳以上を「高齢者」とし、WHO では 65 歳以上としている。日本の統計調査では 65 歳以上と定めている。しかし、100 歳以上の高齢者が 7 万 500 人となった現在（2015 年）では、その年齢幅は 40 歳以上にもおよんでいる。一言で高齢者と言い切るには身体上・社会生活上の変化の差が大きすぎる。そこで、一般的には 65〜74 歳を前期高齢者、75 歳以上を後期高齢者としている。

　高齢期全ての人に共通する特徴の一つが、長い過去の人生の歴史（生活史）をもっていることであるといえよう。80 歳であれば 80 年、90 歳であれば 90 年という、長い人生で過去の時間を身体、心、日常の習慣に刻み込んでいる存在である。それが現在の高齢者の健康状態や生活習慣、価値観に深く反映されているのである（鎌田, 2012）。

　高齢期の心理社会的危機をエリクソン（Erikson, 1950）は、自我の統合対絶望としている。この時期は、人間の生涯を完結する重要な時である。今までの自分のライフワークや生活を総合的に評価し直すという営みを通して、自分の人生を受け入れて、肯定的に統合しなければならない。自我の統合を獲得することができ

表 10-1　ハヴィガーストによる高齢期の発達課題

① 肉体的な強さと健康の衰退に適応すること。
② 隠退と減少した収入に適応すること。
③ 配偶者の死に適応すること。
④ 自分と同年輩の老人たちと明るい親密な関係を確立すること。
⑤ 肉体的生活を満足におくれるよう準備態勢を確立すること。

出典：Havighurst（1953）.

れば、心理面の安定が得られ、人間的な円熟や平安の境地が達成される。しかし、この課題に失敗すると、後悔や挫折感を経験することの方が多くなる。すなわち、自分の人生を振り返って絶望を感じることになる。必ずしも成功だけを体験しなくてはならないという意味ではないが、より多くの成功体験をもつことが発達にとって重要なのである。

　ハヴィガースト（Havighurst, 1953）は、**表 10-1** のとおり高齢期の発達課題について、5つを挙げている。

機能の変化に伴う日常生活への影響

　日常生活でのホメオスタシス（homeostasis：身体の恒常性）は、高齢期に至るまで維持・調節されているが、高齢者はストレス等が加えられると若年者に比べて破たんしやすくなる。これは、老化による予備力、回復力の低下が、適応力、防衛力の低下を招くものである（鎌田, 2015）。

　人間には、温度変化から身体を守って、環境に適応しようとする体温調節機能がある。しかし、高齢者は気温が変化すると、体温も連動して高体温や低体温になりやすく、脱水症を起こしたり生命の危機に直面することもある。これは刺激に対する身体の代謝量予備力が低下することによって生じるものであり、また、そのために回復にも時間を要する。心理社会的な側面では、高齢者は転居や入院など環境の変化に適応する能力が低下しやすい。そして、環境の変化が引き金になって、うつ状態や認知症の症状が生じやすくなることも知られている。

高齢社会の中で生きる高齢者

　65 歳以上の高齢者人口は、過去最高の 3300 万人となり、総人口に占める割合

第10章 高齢期の健康心理学の実践　143

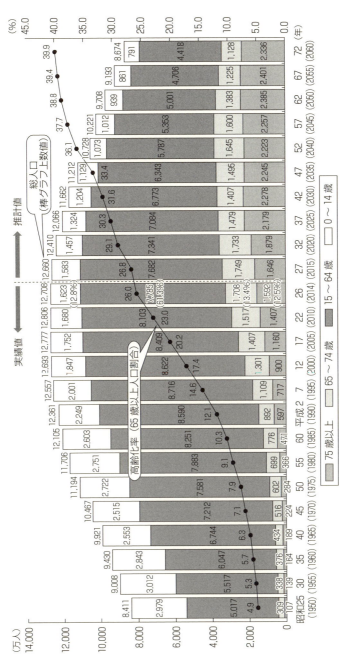

図 10-1　高齢化の推移と将来推計

注：1950年〜2010年の総数は年齢不詳を含む。高齢化率の算出には分母から年齢不詳を除いている。
資料：2010年までは総務省「国勢調査」、2014年は総務省「人口推計」（平成26年10月1日現在）、2015年以降は国立社会保障・人口問題研究所「日本の将来推計人口（平成24年1月推計）」の出生中位・死亡中位仮定による推計結果。
出典：内閣府　平成27年版高齢社会白書より。

（高齢化率）も**図 10-1**のとおり 26.0％と過去最高となり、超高齢社会に突入している。65 歳以上の者がいる世帯をみると、高齢者単独世帯が 26.3％、高齢者夫婦のみの世帯が 31.5％と年々上昇している。平均寿命は、男性が 80.21 歳、女性が 86.61 歳で年々延伸傾向にある。また、健康上の問題がない状態で日常生活を送れる期間を表す「健康寿命」は、男性が 71.19 歳、女性が 74.21 歳で男女ともに世界一位の水準にある（厚生労働省「平成 25 年簡易生命表」）。しかし、健康寿命と平均寿命の差の国際比較では、他国の差が 7 年程度であることに比べて、日本人は男性 9.02 年、女性 12.4 年とその開きが大きい。さらに、健康寿命の延びが平均寿命と比べて小さいことが指摘されている（内閣府「平成 24 年高齢社会白書」）。健康寿命が延伸することで、QOL の向上だけでなく医療・介護費用の削減にもつながる。政府は 2020 年までに健康寿命を 1 歳以上延ばすことを目標に掲げており、健康寿命の延伸は健康心理学においても重要な課題である。

　今まさに人生 80 年時代から脱却し、訪れている「人生 90 年時代」に対応した生き方、考え方が求められるようになる。

　本章では、高齢期の健康課題として、役割喪失（定年）、介護、サクセスフル・エイジング、終末の問題を取り上げて検討する。

2.　役割喪失 （定年）

　高齢期の喪失体験には、① 体力や心身機能の低下などによる「心身の健康の喪失」、② 子どもの自立や定年、退職、引退、配偶者や友人との死別などによる「家族や社会とのつながりの喪失」、③ 定年、退職、引退などによる「経済的自立の喪失」、④ 社会的地位や役割などを終えたり失うことによる「生きる目的の喪失」の 4 つがある（長谷川・賀集，1975）。井上・長嶋（1980）は 4 つの喪失に加え、第 5 の喪失として、自己存在の意味の喪失を挙げ、4 つの喪失の根幹を成していることを指摘している（**表 10-2**）。人生の最終ステージである高齢期の課題の一つが、この 5 つの喪失を体験する職業からの引退、「定年退職」である。

　多くの勤労者は、体力、気力、頭脳などの能力の有無に関わりなく、一定の年齢に達すれば職業役割を喪失し（定年退職）、社会から強制的に生産的な仕事にかかわる機会を奪われることになる。昔はある一定の時期が来ると第一線から退き

第 10 章　高齢期の健康心理学の実践　145

表 10-2　高齢者の喪失体験

喪失体験	喪失体験の具体例
1. 心身の健康の喪失	体力低下、心身機能の低下、健康を害する
2. 家族や社会とのつながりの喪失	子どもの自立・定年退職・役職等の引退、配偶者や友人との死別
3. 経済的自立の喪失	定年、退職、引退等による収入の減少や消失
4. 生きる目的の喪失	社会的地位や役割（子育て・定年）の終了
5. 自己存在の意味の喪失	仕事、居場所、やりがい、生きがいを失う

出典：井上・長嶋（1980）.

「悠々自適な豊かな生活」を送るといえた。しかし現在では、定年退職により社会的有用性を喪失することが、社会的な評価を低下させる一因ともなっており、そのことがまた、高齢者に生きがいを喪失させるきっかけともなっている（鎌田他，2012）。そして、現代社会では家族の役割や機能の変化も伴い、退職後の人生が必ずしも豊かな生活とはいえなくなってきている。職業からの引退は、仕事を失うというだけでなく、経済的な不安（年金だけでは十分に生活の経済的保証がないなど）、社会的存在や社会的価値の喪失、さらには生きがいの喪失など、多くの問題を伴うことになる。

　職業引退への対応を迫られ、いつ、どのように仕事（権限）を後継者に譲ったらよいか迷ったり、権力を失うことに恐れや不安を抱くこともある。仕事へのかかわり方は違っても、生涯現役として、長く続けることで人生を全うしようとする方法や考え方もあるが、多くの場合は、引退後に自分の自己実現課題を見つけて、それによって社会に貢献しようとする。しかし、引退後の居場所の喪失や自分の存在価値を見出すことができずに、飲酒にはしったり、うつ状態や認知症を発症し、課題への適応がうまくできない人もいる。とくに男性は、地域との結びつきが薄いため、職業から引退すると人間関係も失ってしまい、地域で孤立する原因ともなる。男性に比して女性は、子育てを通して地域との結びつきがあり、子育てが終了した後も、自分なりの人間関係やテーマをもとに、活発に行動する場合が少なくない。

　働き蜂のごとく仕事一筋で働き、仕事が生きがいという人たちのなかには、職業からの引退にうまく適応できない人もいる。高齢期に起こりうる喪失体験を補

填できるものは生きがいであり、生きがいを持つことが高齢者の心を支える（井上・長島, 1980）といわれている。生きがいを感じる経験が喪失体験を超越し、新たな人生への意味付けをしてくれる。このための支援の充実が求められている。喪失体験を乗り越えなければ、新たな自己の存在価値を創造することはできないであろう。

3. 介 護

　長寿社会を迎え、長生きする人が多くなるにつれ健康面で障害が出てくることが容易に考えられる。病院への年齢別通院者率（2013）をみると、男女とも年齢が高くなるにしたがって上昇し、65歳以上では6割以上が通院しており、傷病別では高血圧症、糖尿病、腰痛症、歯の病気、目の病気が多い。これらの病気はいずれも中高年にかかりやすい生活習慣病や老化であるが、長期間にわたって持続するため、日常生活を送る上で支援が必要になる。また、介護が必要な高齢者の割合は、年々増加傾向にあり、要介護者認定者も607万6000人を超え、80歳以上の者が多く、高齢化が進んでいる（国民衛生の動向, 2016）。

　若いころからの生活習慣と老化から、高齢期には何らかの疾病が出現する可能性を秘めている。誰しもが人に迷惑をかけずに、何とか自立した生活を過ごしたいと考える。できるだけ長く自立した健康生活が送れるための支援と高齢者の自助努力がなされている。

　また、要介護者からみた主な介護者の続柄は、6割以上が同居している人であり、その内訳は、配偶者が25.7%、子が20.9%、子の配偶者が15.2%となっている。性別では、男性が30.6%、女性が69.4%と女性が圧倒的に多い。要介護者と同居している主な介護者の年齢をみると、男性の64.8%、女性の60.9%が60歳以上であり、「老老介護」が多いことがうかがえる（内閣府, 2015）。また要介護者自身が「自宅で家族に介護されたい」と望むことが多く、介護者も「介護施設に預けるのは抵抗がある」という思いや、入所施設に空きがないという理由から老老介護を選択するケースもあるようである。

　老老介護は介護者も高齢のため、高血圧や腰痛等の介護者自身の健康上の問題から、要介護者に十分なケアを行うことができないだけではなく、介護者自身の

健康状態も悪化する可能性を秘めている。世間の目や金銭を気にして、訪問介護やデイサービス等の社会資源を活用しなかったり、また他に頼れる人や頼める人がおらず一人で介護するという状況は、精神的にも体力的にも負担が大きい。介護者の介護疲れを招き、最悪の場合は共倒れやうつ病の発症を招きかねない。最悪の事態を招かないためには、介護者の精神的身体的ストレスを蓄積しない、コーピング行動がとれるようなプログラムを受講したり、また、「要介護者は、デイケアやデイサービスといった比較的安価な介護サポートを受け、その時間は介護者自身が十分に休息する」など、介護者が無理をしすぎないこと、介護負担を減らすことが、老老介護問題を解決する手助けになるであろう。

4. サクセスフル・エイジング

　サクセスフル・エイジングについては、学問領域によって異なる定義や概念が提案されており、必ずしも統一したものがあるわけではない（杉澤，2005）。サクセスフル・エイジングの厳密な訳語はないが、一般的に「幸せな老後」と訳されることが多い（柴田，2012）。年齢とともに、老いてくいくことを認識しつつ、これを受け入れながら社会生活にうまく適応して豊な老後を迎えているということである。

　平成 24 年の高齢社会白書（内閣府，2012）では、超高齢社会を迎えたわが国においては、これまでの「人生 65 年時代」を前提とした高齢者の捉え方についての意識改革を提唱している。そして、働き方や社会参加、地域におけるコミュニティや生活環境の在り方、高齢期に向けた備え等を「人生 90 年時代」を前提としたものへ転換させ、全世代が参画した、豊かな人生を享受できる超高齢社会の実現を目指す必要があるとの認識が示されている。高齢者の意欲や能力を最大限に活かすためにも、「支えが必要な人」という高齢者像の固定観念を変え、意欲と能力のある 65 歳以上の者には支える側にまわってもらう意識改革や、若年・中年期からの「人生 90 年時代」への備えと世代循環の実現の必要性について提言されている。

　サクセスフル・エイジングの構成要素は、① 疾病や疾病関連の障害がないこと、② 高い身体的・認知的機能を維持すること、③ 生活・人生に対する積極的

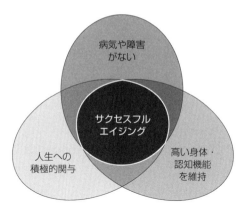

図 10-2 サクセスフル・エイジングの条件
出典：Rowe & Kahn (1987).

な関与の3つであり、すなわち社会貢献も含め生きがいを持って社会に積極的に参加するということである（図10-2：Rowe & Kahn, 1987）。

誰もが幸福で生きがいに満ちた高齢期を迎えたいと思うだろう。サクセスフル・エイジングの程度を、高齢者の生活満足度やモラール（目標を達成しようとする意欲や態度）などの操作的概念によって測定するという方法がとられている。

　生活満足度やモラールの高低に影響する要因は、日本の高齢者では、健康と経済的安定と家族（配偶者と子ども）の3つが挙げられる。主観的幸福感は、幸福な老いの程度を決める主要な条件であるとされている。しかし、健康と経済と家族の3つは、高齢期を幸福にする条件であるというよりは、不幸にならないための条件であるともいえる。例えば、健康であり貯金がたくさんあり家族がいれば幸福な老後と考えるであろうか。健康であれば幸福と感じたり、貯金がたくさんあるだけで幸福と感じる高齢者もいるであろうが、やはり生きがいや自己の存在価値がQOLを高めるであろう。

　長寿と健康、そして経済的安定と生きがいが、幸福な老いの前提条件であることはまず間違いのないところである。問題は、これらの条件のうえに、どのような高齢期の生活を作り上げるかであり、21世紀の日本に生きる高齢者にとって、これはとくに深刻な課題になっていると思われる。人類未到の長寿社会を実現し、経済的に安定した長い高齢期を可能にしながら、望ましい高齢期の生活像を模索している状況といえる。

5. 終　末

　高齢者は長い過去へのかかわりを清算していく必要が生じてくる。仕事や地域

社会での人間関係をはじめ、今までの社会的地位、実績や事実を、満足のいくものとして高齢者自身が受け入れ、周囲の人々がその実績や事実を承認していくことが、高齢者の誇りと自信に結びつくのである。今までの何らかの遺産（子孫、業績、財産など）を大切な人に継承したいと思うことも、人間としての当然な感情である。馴れ親しんできたもの（自分の家、家族、本、衣類、写真、家財、記念品など）を身近に置いて親しみたいという行動は、高齢者が自分の人生の輝いたころを振り返り懐かしみたいと思うからである。自分の生活を振り返る Life Review による介入では、聴力、ADL（Activities of Daily Living：日常生活活動）の食事と着脱衣、物忘れ、主観的健康感、生きがいにおいて介入群は対照群に比べて、改善・維持が若干高率であることが示されている（繭牟田他，2004）。また、回想法は認知症高齢者においても有効であることが報告されている（田高他，2005）。回想法とは、バトラーが1960年代に提唱した心理療法で、過去の懐かしい思い出を語り合うことで脳が刺激され、精神状態を安定させる効果が期待できる。高齢者のうつや認知機能の改善が示され、認知症患者のリハビリテーションに利用されている。

　高齢者自身の意に反した終末を過ごさぬように、高齢者が終末医療をどのようにしたいのか、人生の最後をどこの場で過ごしたいのか、葬儀はどうしたいのか等々を、記録し残しておく必要がある。「思い出ノート」、「エンディングノート」と名前はそれぞれであるが、高齢者が元気であるときに記録に残し、家族や周囲の人に伝えておくことが必要であろう。

　人間は誰でも最後は死に直面する。いかに死を迎えるかは、いかに豊かな人生を生きるかにつながる人生の課題である。生涯教育の一環として、死や死のプロセスの理解、悲嘆教育を修得することの必要性が示されている（デーケン，1986）。

（井上真弓）

Column 26

▶地域支援と高齢者

　地域支援の手法の一つに、コミュニティ・カフェ（CC）が挙げられる。主（あるじ）が客同士を結びつける役割を果たし、カフェという場を活用することで、新たな人間関係を広げられること、気楽に立ち寄れ、思い思いに過ごせることが、その特徴である。このCCの手法を用いて、高齢者が、仲間と一緒に遊び、社会関係を拡大することで、虚弱な状態からの回復を可能にしているA相談室の実践例を紹介する。CCとの対比は、下表を参照されたい。

　高齢者の見守りを行う機関であるA相談室は、「出会いの相談室」と呼ぶことが出来る。来訪者と趣味仲間が出会う機会を提供すると、その後は、来訪者らは誰の手も借りず、自分たちで楽しみを創りだしていけるからである。来訪者は、遊びを通した生きがいの獲得と社会関係の拡大によって生きる力を回復させていく。一方、彼らによって創られた遊びは、相談室の広報にのせ、相談室のプログラムとして地域へ開かれていく。プログラムの充実は、集客力を高め、人と情報が集まり、地域の見守り拠点として、より一層魅力的な場になっていく。人も場も元気になるという好循環をみせている。

コミュニティ・カフェの特徴と対比させたA相談室の取り組み

コミュニティ・カフェの特徴	A相談室の取り組み
①回数多く開かれている	○
②お店であり、飲食を提供	○カフェではないが、お茶とコーヒーでもてなす
③予約なしでも来れる	○
④対象者が限定されない	○
⑤過ごし方が決められていない	○
⑥地域とつながりをもつ	○
⑦自分なりに関われる余地	●来訪者の持ち込みを奨励し、来訪者自身が仲間と楽しむことのできる遊びを考える
⑧事後的に運営内容が形成	●来訪者の活動をプログラム化する
⑨関係が固定的でない	●相談員は、来訪者が好きな遊びを仲間と共に楽しめるよう支援する。楽しむための環境整備を担当
⑩多様な社会的接触が許容	●来訪者と趣味のあいそうな人を呼び出し、お互いを紹介する

（凡例：●著しく強化　○該当）
出典：田中他（2007：図5）をもとに筆者作成。

　A相談室の実践は、優れた地域支援策というだけでなく、虚弱な状態の高齢者を健常な老化状態に戻す、フレイルへの介入方法として、私たちに多くの示唆を与えてくれる。

（野村知子）

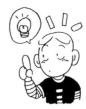

Column 27

▶認知症高齢者の支援

　日本における65歳以上の認知症高齢者数は、高齢化の進展とともに増加し、2025年には約700万人を超えることが予想されている（内閣府，2023）。認知症とは、後天的な器質性障害（臓器・組織の形態的異常）により、認知、見当識、言語、感情、人格などの高次脳機能が複数障害され、日常生活上の判断や行動に支障をきたしている状態を指す（日本神経学会，2017）。認知症の病因による分類では、アルツハイマー型、脳血管性型、レビー小体型などがあり、その症状や程度は人により異なる。

　認知症の症状は、周囲の人に対してしっかりした言動をすることもあるため、認知症の程度がわかりづらく日常生活上での混乱などが生じている。たとえば、徘徊による行方不明、意欲低下によるセルフネグレクト（自己放任）、判断力低下による車の運転事故、家族のネグレクト（介護放棄）などが発生している。このような状況下、認知症の人や家族は、疲労感による免疫低下、精神的ストレスによる抑うつ感など、心身ともに健康障害に陥っている可能性が高い。

　それでは、私たちは認知症高齢者と町で出会ったとき、あるいは家族が認知症の疑いがあると感じたとき、どう向き合ったら良いのだろうか。厚生労働省は、2015年度から新たに、「認知症の人の意思が尊重され、できる限り住み慣れた地域のよい環境で自分らしく暮らし続けることができる社会」を実現するために、認知症施策推進総合戦略（新オレンジプラン）を推進している（厚生労働省，2015）。認知症の人を含めた国民が、相互に人格と個性を尊重し支え合うといった地域共生社会の実現を目指している。その一環として、認知症養成講座を受講した認知症サポーターが、啓発活動、予防活動、認知症の人や家族の気持ちを傾聴し理解するなどの地域活動をしている。今、私たちがすぐにできる認知症高齢者への支援は、認知症に対して関心を持つことや、普段から地域で助け合えるような馴染みある人間関係を作ることが重要となる。私たちは、認知症の人や家族が、心身ともに健康を維持して暮らせるように、社会的孤立を回避する対策を考える必要がある。

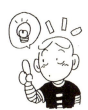

（坂東美知代）

Column 28

▶高齢者とコーチング心理学

　コーチングは、近年、アメリカ、ヨーロッパ、オーストラリア、そしてアジアのビジネス分野で急速に発展している心理学的介入法である。コーチングは基盤とする理論的背景を有さずに、実践の中から有効性の高いものを抽出して活用するという実践的意味合いが強いものとされてきた（Seligman, 2007）。しかし、2000年代に入ってイギリスを中心としたヨーロッパの心理学会で、コーチング心理学をエビデンスに基づいた理論的背景をもった学問領域にしようという活動が活発になり、コーチングが単なるビジネスツールとしてではなく学術的基盤を有する研究領域として変化しつつある。コーチング心理学が心理学の応用分野と位置付けられ、臨床的に重大な心理的健康問題を抱えていない人を対象とした個人生活や職場でのウェルビーイング、パフォーマンスを高めることが目的とされるようになった。ビジネス領域では、エグゼクティブコーチング、リーダーシップコーチングなどのコーチングが中心に実施されているが、一般には発達的コーチング、キャリアコーチング、ヘルスコーチングなどさまざまなコーチングも実施されている。

　海外の高齢者関連の研究ではヘルスコーチングの実施報告が多い。ヘルスコーチングは健康問題へのコーチングであり、対象者の学習過程を促進し、健康に関連した目標を達成できるよう援助するコーチングである（Palmer, 2003）。ヘルスコーチングにおいては、患者に何をすべきかを伝えるのではなく、患者にどのような変化を望んでいるのかを尋ねることが重要であるとされる（Bennett et al., 2010）。高齢者や慢性疾患患者におけるヘルスコーチングでは、治療に対するアドヒアランスの向上（Turner et al., 2008）、糖尿病患者の身体活動量の増加（Enge & Lindne, 2006）など、ポジティブな効果が認められている。高齢者のヘルスコーチングに関する研究は日本ではまだほとんど行われていない。また、ヘルスコーチングの実践者として心理学を背景とした専門的ヘルスコーチを配置することの重要性が指摘されており、その人材育成が望まれる。

　高度な情報化社会の中でヘルスケアサービスを上手に活用できない高齢者や生活習慣の変容を必要となる高齢者に対する援助法としてコーチング心理学は今後大いに役立ち、医療コストの削減につながると期待できる。

（石川利江）

Column 29

▶高齢者のアルコール依存症

　保健所の保健師のところに、父親の飲酒問題で困っていた40代の女性が相談のため来所した。70代後半の父親が、朝から飲酒して母親に暴力をふるうようになったため、母親が娘のところに逃げて来て、家に帰れないとのことだった。父親は、65歳まで地方公務員として要職についていたが、退職と同時に朝から飲酒するようになった。「今まで働いてきたのだから酒ぐらい飲ませろ」と言っていたという。娘は、母親が家を飛び出したあと、一人になった父親のもとを訪ねては、どういう飲み方をしているのか、何か問題を起こしてはいないか、何とか父親の飲酒を止められないものかと必死であった。

　保健師は、娘から相談を受けたあと家庭訪問を繰り返し、本人の「誰にも迷惑をかけていない！　好きに飲ませろ！」という言葉を聞きながら、娘と協力して医療機関に相談し、アルコール専門病棟に入院させることができた。治療の結果、断酒へとつながった。

　飲酒パターンは多くの場合何年にもわたって安定しているものであるが、高齢期には飲酒量が増大しやすい。社会的役割を終えて自由な時間が増え、し好品の消費を可能にする可処分所得のゆとりができ、友人や親族の死などによる喪失体験のために飲酒量が増えることがある（吉野，2008）。とくに男性は退職による孤立感が飲酒量に影響するとされ、男性アルコール依存症者の4人に1人は60才以上である。東日本大震災のあと被災地では、家族を亡くし一人暮らしをしている男性が「何も生きる希望がない」と朝から飲酒していることが問題になっていた。

　アルコール依存症で、現在断酒している50代の女性に、なぜ毎日飲酒するようになったか話を聞いたところ、離婚し子どもたちに会えなくなって孤独に苦しんでいた時、それを忘れる手立てとして「酒は安くて、手軽に手に入るものだった」と答えてくれた。飲酒は楽しくさせてくれたり、コミュニケーションのための手段であったりする。しかし、高齢になるとアルコールの代謝力は低下し、若い時と同様の飲酒量では身体的健康を脅かすことになる。また飲酒は不安やうつ気分などの誘発、増強などにも関連し、高齢者の飲酒、うつ、自殺と関連性が指摘されている。高齢のアルコール依存症者数は増加傾向にあり、高齢者の飲酒問題への対策が重要である。

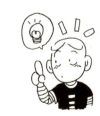

（大野順子）

引用文献

【第1章】

Baltes, P. B. (1987). Theoretical propositions of life-span developmental psychology: On the dynamics between growth and decline. *Developmental Psychology, 23,* 611-626.

Cooper, J. O., Heron, T. E., & Heward, W. L. (2007). *Applied behavior analysis.* 2nd edition. Essex. UK: Pearson.（クーパー，J. O.，ヘロン，T. E.，ヒューワード，W. L. 中野良顯（訳）（2013）．応用行動分析学　明石書店）

Ellis, A. (1988). *How to stubbornly refuse to make yourself miserable about anything ― Yes, anything!* NJ: Secaucus.（エリス，A. 国分康孝・石隈利紀・国分久子（訳）（1996）．どんなことがあっても自分をみじめにしないためには――論理療法のすすめ　川島書店）

Engel, G. (1977). The need for a new medical model: A challenge for biomedicine. *Science, 196,* 129-136.

Erikson, E. H. (1950). *Childhood and Society.* New York: W. W. Norton.（エリクソン，E. H. 仁科弥生（訳）（1977/1980）．幼児期と社会1・2　みすず書房）

Green (1991). http://lgreen.net/precede.htm

春木　豊（2011）．動きが心をつくる――身体心理学への招待――　講談社

Hilgard, E. R., & Bower, G. H. (1966). *Theories of learning.* 3rd edition. Meredith.（ヒルガード，E. R.，バウアー，G. H. 梅本堯夫（監訳）（1988）．学習の理論　上巻　培風館）

厚生労働省（2012）．健康日本21（第二次）の推進に関する参考資料

厚生労働省（2015）．人口動態統計

Matarazzo, J. D. (1980). Behavioral health and behavioral medicine: Frontiers for a new health psychology. *American Psychologist, 35,* 807-818.

Nakashima, S. F., Minemoto, K., Kanbe, T. et al. (2009). The influence of facial expression and gaze direction on motion of helping. *International Society for Research on Emotion.*

コラム1

Atkinson, J. W. (1964). *An introduction to motivation.* NJ: Princeton.

鹿毛雅治（2007）．「動機づけ研究」へのいざない　上淵　寿（編著）　動機づけ研究の最前線　北大路書房　pp.1-28.

【第2章】

Ajzen, I., & Madden, J. T. (1986). Prediction of goal-directed behavior: Attitudes, intentions, and perceived behavior control. *Journal of Experimental Social Psychology, 22,* 453-474.

赤松利恵（2016）．生活習慣と社会的行動：喫煙・飲酒・食行動　第3節食行動　大竹恵子（編著）島井哲志（監）　保健と健康の心理学――ポジティブヘルスの実現――　ナカニシヤ出版　pp.134-140.

尼崎光洋・煙山千尋（2016）．睡眠と身体活動　第3節身体活動の現状と目標　大竹恵子（編著）島井哲志（監）　保健と健康の心理学――ポジティブヘルスの実現――　ナカニシヤ出版　pp.150-

156.

Bandura, A. (1977). Self-efficacy: Toward a unifying theory of behavioral change. *Psychological Review*, 84, 191-215.

Bandura, A. (1985). 自己効力（セルフ・エフィカシー）の探求　祐宗省三・原野広太郎・柏木恵子・春木　豊（編著）　社会的学習理論の新展開　金子書房　pp.103-141.

Bandura, A. (1986). *Social foundations of thought and action: A social cognitive theory*. Englewood Cliffs. NJ: Prentice-Hall.

Bandura, A. (1997). *Self-efficacy: The exercise of control*. New York: W. H. Freeman.

Becker, M. H. (1974). The health belief model and sick role behavior. *Health Education Monographs*, 2, 409-419.

Becker, M. H., & Maiman, L. A. (1975). Sociobehavioral determinants of compliance with health and medical care recommendations. *Medical Care*, 13, 10-24.

Burbank, M. P., & Riebe, D. (Eds.) (2002). *Promoting exercise and behavior change in older adults: Interventions with the transtheoretical model*. New York: Springer. (バーバンク, M. P., リーベ, D. 竹中晃二（監訳）(2005). 高齢者の運動と行動変容――トランスセオレティカル・モデルを用いた介入――　ブックハウス・エイチディ)

福田一彦（2016）. 睡眠と身体活動　第2節睡眠と健康　大竹恵子（編著）島井哲志（監）保健と健康の心理学――ポジティブヘルスの実現――　ナカニシヤ出版　pp.148-150.

藤内修二・畑　栄一（1994）. 地域住民の健康行動を規定する要因――Health Belief Model による分析――　日本公衆衛生学雑誌, 41, 362-369.

茨木俊夫（2000）. 健康行動と疾病予防　日本健康心理学会（編）健康心理学概論　実務教育出版　pp.89-109.

Janis, I. L., & Mann, L. (1977). *Decision making: A psychological analysis of conflict, choice, and commitment*. New York: Free Press.

小玉正博（2002）. 健康行動と行動変容　現代のエスプリ425　至文堂

厚生労働省（2012）. 健康日本21（第二次）の推進に関する参考資料

厚生労働省（2014a）. 平成26年版厚生労働白書　健康長寿社会の実現に向けて――健康・予防元年――　第2章健康をめぐる状況と意識

厚生労働省（2014b）. 健康意識に関する調査

厚生労働省（2015）. 平成26年度国民健康・栄養調査結果の概要

厚生労働省（2016a）. 平成27年人口動態統計月報年計（概数）の概況

厚生労働省（2016b）. 喫煙と健康　喫煙の健康影響に関する検討会報告書

Kerr, D. A., Harray, A. J., Pollard, C. M. et al. (2016). The connecting health and technology study: A 6-month randomized controlled trial to improve nutrition behaviours using a mobile food record and text messaging support in young adults. *The International Journal of Behavioral Nutrition and Physical Activity*, 13, ArtID: 52

Kripke, D. F., Garfinkel, L., Wingaed, D. L. et al. (2002). Mortality associated with sleep duration and insomnia. *Archives of General Psychiatry*, 59, 131-136.

Linseisen, J., Rothmann, S., Miller, A. B. et al. (2007). Fruit and vegetable consumption and lung cancer risk: Updated information from the European Prospective Investigation into Cancer and Nutrition (EPIC). *International journal of cancer,* 121, 1103-1114.

Marques-Vidal, P., Ravasco, P., Camilo, M. E. et al. (2006). Foodstuffs and colorectal cancer risk: A review. *Clinical nutrition (Edinburgh, Scotland),* 25, 14-36.

文部科学省 (2016). 平成 27 年度の学校保健統計

本明 寛 (1997). 危険因子 健康心理学会 (編) 健康心理学辞典 実務教育出版 pp.61-62.

宗像恒次 (1990). 行動科学からみた健康と病気 メヂカルフレンド社

野口京子 (2002). 健康心理学 久保田圭伍・野口京子編 本明 寛 (監) 最新・心理学序説 金子書房 pp.226-243.

Prochaska, J. O., & DiClemente, C. C. (1983). Stages and processes of self-change in smoking: Toward an integrative model of change. *Journal of Consulting and Clinical Psychology,* 51, 390-395.

Prochaska, J. O., DiClemente, C. C., & Norcross, J. C. (1992). In search of how people change: Applications to addictive behaviors. *The American psychologist,* 47, 1102-1114.

Rogers, R. W. (1975). A protection motivation theory of fear appeals and attitude change. *Journal of Psychology,* 91, 93-114.

Rogers, R. W. (1983). Cognitive and physiological processes in fear appeals and attitude change: A revised theory of protection motivation. In J. T. Cacioppo & R. E. Petty (Eds.), *Social psychophysiology.* New York: Gilford Press.

Rosenstock, I. M. (1966). Why people use health services. *Milbank Memorial Fund Quarterly,* 44, 94-127.

Sallis, J. F., Bauman, A., & Pratt, M. (1998). Environmental and policy interventions to promote physical activity. *American journal of preventive medicine,* 15, 379-397.

Schwarzer, R. (1992). *Self-Efficacy: Thought control of action.* Washington DC: Hemisphere.

島崎崇史・竹中晃二・加藤光典・吉澤真理子 (2014). 地域住民の身体活動・運動実施を支援するヘルス・コミュニケーション介入の効果検証──スモールチェンジ方略を用いた検討── SSF スポーツ政策研究, 3, 142-149.

竹中晃二 (2005). ストレスマネジメント──「これまで」と「これから」── ゆまに書房

竹中晃二・上地広昭 (2002). 身体活動・運動関連研究におけるセルフエフィカシー測定尺度 体育學研究, 47, 209-229.

Tokui, N., Yoshimura, T., Fujino, Y. et al. (2005). Dietary habits and stomach cancer risk in the JACC study. *Journal of epidemiology,* 15, S98-108.

上地広昭 (2012). 第 4 章 運動行動の促進に果たす理論・モデル 竹中晃二 (編) 運動と健康の心理学 朝倉書店 pp.41-53.

World Health Organization (2010). *Global Recommendations on Physical Activity for Health.*

コラム 2

Inter-Agency Standing Committee (2007). IASC guidelines on mental health and psychosocial support in emergency settings. *Mental Health and Psychosocial Support.*

コラム3

厚生労働省（2010）．イクメンプロジェクト　育てる男が、家族を変える。社会が動く。

厚生労働省（2016）．平成27年度「過労死等の労災補償状況」

内閣府（2007）．仕事と生活の調和の実現に向けて　仕事と生活の調和とは（定義）

内閣府　男女共同参画局　仕事と生活の調和推進室（2011）．「ワーク」と「ライフ」の相互作用に関する調査報告書

コラム4

松本清一（監）（2004）．月経らくらく講座　文光堂

森　和代・川瀬良美・高村寿子・松本清一（1998）．月経周期の発達からみた女性の性成熟（その1）──基礎体温による分類──　思春期学，16，182-193.

日本産科婦人科学会（2008）．産科婦人科用語集・用語解説集　金原出版

【第3章】

Flick, U. (2008). *Designing qualitative research*. SAGE Publications. （フリック, U. 鈴木聡志（訳）（2016）. 質的研究のデザイン──SAGE質的研究キット──　新曜社）

藤澤　清・山岡　淳・杉本助男（1998）．生理心理学とは　宮田　洋（監）新生理心理学1巻　北大路書房　pp.2-13.

Glaser, B. G., & Strauss, A. L. (1967). *The discovery of grounded theory. Strategies for qualitative research*. Chicago: Aldin （グレイザー, B. G., ストラウト, A. L. 後藤　隆・大出春江・水野節夫（訳）（1996）. データ対話型理論の発見──調査からいかに理論をうみだす──　新曜社）

Hassett, J. (1978). *A Primer of Psychology*. W. H. Freeman Company. （ハセット, J. 平井　久・児玉昌久・山中祥男（訳）（1987）. 精神生理学入門　東京大学出版会）

樋口耕一（2014）．社会調査のための計量テキスト分析──内容分析の継承と発展を目指して──　ナカニシヤ出版

平井明代（2012）．教育・心理系研究のためのデータ分析入門──理論と実践から学ぶSPSS活用法──　東京図書

保坂　亨（2000）．人間行動の理解と面接法　保坂　亨・中沢　潤・大野木裕明（編）心理学マニュアル面接法　北大路書房　pp.1-8.

市川伸一（2001）．心理学の研究とは何か　南風原朝和・市川伸一・下山晴彦（編）心理学研究法入門　東京大学出版会　pp.1-17.

岩癖　茂（2013）．心理アセスメントの方法　岩癖　茂・福島哲夫・伊藤絵美（編）臨床心理学入門──多様なアプローチを越境する──　有斐閣　pp.49-57.

川喜多二郎（1967）．KJ法──混沌をして語らしめる──　中央公論社

Lazarus, R. S., & Folkman, S. (1984). *Stress, appraisal, and coping*. New York: Springer Publishing Company. （ラザルス, R. S., フォルクマン, S. 本明　寛・春木　豊・織田正美（監訳）（1991）. ストレスの心理学──認知的評価と対処の研究──　実務教育出版）

西村純一（2016）．研究法　西村純一・井上俊哉（編）これから心理学を学ぶ人のための研究法と統計法　ナカニシヤ出版　pp.49-61.

小塩真司（2011）．SPSSとAmosによる心理・調査データ解析（第2版）──因子分析・共分散構造

分析—— 東京図書

小塩真司 (2014). Progress & Application パーソナリティ心理学 サイエンス社

小塩真司・阿部晋吾・カトローニピノ (2012). 日本語版 Ten Item Personality Inventory (TIPI-J) 作成の試み パーソナリティ研究, 21, 40-52.

Robins, R. W., Hendin, H. M., & Trzesniewski, K. H. (2001). Measuring global self-esteem: Construct validation of a single-item measure and the Rosenberg Self-Esteem scale. *Personality and Social Psychology Bulletin*, 27, 151-161.

サトウタツヤ・安田裕子・木戸彩恵・髙田沙織・ヤーンヴァルシナー (2006). 複線径路・等至性モデル——人生径路の多様性を描く質的心理学の新しい方法論を目指して—— 質的心理学研究, 5, 255-275.

Searle, A. (1999). *Introducing Research and Data in Psychology*. Routledge, Taylor & Francis Group. (サール, A. 宮本聡介・渡邊真由美 (訳) (2005). 心理学研究法入門 新曜社)

Stern, J. A. (1964). Toward a definition of psychophysiology. *Psychophysiology*, 1, 90-91.

下山晴彦 (2003). 質的調査の考え方とデータ収集技法 南風原朝和・市川伸一・下山晴彦 (編) 心理学研究法 放送大学教育振興会 pp.35-45.

鈴木 平 (2007). 身体動作と気分状態の相互依存性から複雑系科学へ 早稲田大学複雑系高等学術研究所 (編) 複雑系叢書 2 身体性・コミュニケーション・こころ 共立出版 pp.77-132.

山田冨美雄 (1998). 生体反応の見取り図 宮田 洋 (監) 新生理心理学 1 巻 北大路書房 pp.24-35.

山崎勝男 (1998). 生理心理学の関連分野 宮田 洋 (監) 新生理心理学 1 巻 北大路書房 pp.14-23.

山崎勝男 (2012). スポーツ精神生理学 西村書店

【第 4 章】

Bandura, A. (Ed.) (1997). *Self-efficacy in changing societies*. New York: Cambridge University Press. (バンデューラ, A. (編) 本明 寛・春木 豊・野口京子・山本多喜司 (訳) (1997). 激動社会の中の自己効力 金子書房)

Berkman, L. F., & Syme, S. L. (1979). Social network, host resistance, and mortality: A nine-year follow-up study of Alameda County residents. *American Journal of Epidemiology*, 109, 186-204.

Denollet, J., Sys, S. U., Stroobant, N. et al. (1996). Personality as independent predictor of long-term mortality in patients with coronary heart disease. *Lancet*, 347, 417-21.

Friedman, M., & Rosenman, R. H. (1974). *Type A behavior and your heart*. NY: Knoupt. (フリードマン, M., ローゼンマン, R. H. 河野友信 (監) 新里里春 (訳) (1993). タイプ A——性格と心臓—— 創元社)

Gottlieb, D. J., & Naresh, M. P. (2005). Association of sleep time with diabetes mellitus and impaired glucose tolerance. *Arch Internal Medicine*, 165, 863-868.

Holmes, T. H., & Rahe, R. H. (1967). The social readjustment rating scale. *Journal of Psychosomatic Research*, 11, 213-218.

菊地章夫（1998）．思いやりを科学する──向社会的行動の心理とスキル── 川島書店

Lazarus, R. S., & Folkman, S. (1984). *Stress, appraisal, and coping*. NY: Springer.（ラザルス, R. S., フォルクマン, S. 本明 寛・春木 豊・織田正美（監訳）（1991）．ストレスの心理学──認知的評価と対処の研究── 実務教育出版）

Lund, R., Christensen, U., Nilsson, J. C. et al. (2014). Stressful social relations and mortality: A prospective cohort study. *Journal of Epidemiology and Community Health*, 68, 720-727.

Salafino, E. P., & Smith, W. T. (2014). *Health psychology: Biopsychosocial interaction*. 8th ed. New York: John Wiley.

Scheier, M. F., & Carver, C. S. (1985). Optimism, coping, and health: Assessment and implications of generalized outcome expectancies. *Health Psychology*, 4, 219-247.

Seligman, M. E. P. (1991). *Learned optimism*. New York: Arthur Pine Associates.（セリグマン, M. E. P. 山村宣子（訳）（1994）．オプティミストはなぜ成功するか 講談社）

Selye, H. (1936). A syndrome produces by diverse nocuous agents. *Nature*, 138, 32.

Temoshock, L., & Dreher, H. (1992). *Type C connection: Behavioral links*. Random House USA Inc.（テモショック, L., ドレイア, H. 大野 裕（監）岩本 彰・本郷豊子（訳）（1997）．がん性格──タイプC症候群 創元社）

山田冨美雄（2015）．日本で働く外国人看護師・介護士のためのメンタルヘルスセルフケアマニュアル（未公刊）

コラム5

宮戸美樹・上野行良（1996）．ユーモアの支援的効果の検討──支援的ユーモア志向尺度の構成── 心理学研究, 67, 270-277.

西田元彦・大西憲和（2001）．笑いとNK細胞活性の変化について 笑い学研究, 8, 27-32.

Peterson, C. (2006). *A Primer in Positive Psychology*. New York: Oxford University Press.（ピーターソン, C. 宇野カオリ（訳）（2010）．実践入門 ポジティブ・サイコロジー 春秋社）

Rasmussen, H. N., Scheier, M. F., & Greenhouse, J. B. (2009). Optimism and physical health: A meta-analytic review. *Annals of Behavioral Medicine*, 37, doi:10.1007/s12160-009-9111-x.

立野由加里（2008）．ストレス状況に対するユーモアを用いた認知変容の検討 桜美林大学大学院国際学研究科修士論文（未刊行）

コラム6

厚生労働省（2016）．労働安全衛生法に基づくストレスチェック制度実施マニュアル

コラム7

川上憲人（2006）．こころの健康についての疫学調査に関する研究 平成18年度厚生労働科学研究費補助金（こころの健康科学研究事業）こころの健康についての疫学調査に関する研究総括研究報告書

Yamaguchi, H., Takahashi, A., Takano, A. et al. (2006). Direct effects of short-term psychoeducational intervention for relatives of patients with schizophrenia in Japan. *Psychiatry and Clinical Neuroscience*, 60, 590-597.

引用文献　161

【第5章】

安藤満代・伊藤佐陽子（2012）．日本人のがん患者の心理に及ぼすマインドフルネス・メディテーショ
　　ン療法の効果と体験の内容変化　日本サイコセラピー学会雑誌，13，39-44．

青木君恵・田邉美佐子・神田清子（2008）．病を抱える患者の生き方・生きる意味をとらえた　看護研
　　究の動向と看護支援のあり方に関する課題　群馬保健学紀要，29，39-44．

Bodenheimer, T., Lorig, K., Holman, H. et al. (2002). Patient self-management of chronic disease
　　in primary care. *JAMA.*, 288, 2469-2475.

Bowes, D. E., Tamlyn, D., & Butler, L. J. (2002). Women living with ovarian cancer: Dealing with
　　an early death. *Health Care Women International,* 23, 135-148.

藤澤大介（2011）．がん患者に対する認知行動療法　総合病院精神医学，23，370-377．

福西勇夫・山崎勝之（編）（1995）．ハートをむしばむ性格と行動——タイプAから見た健康へのデザ
　　イン　星和書店

Funnell, M. M., & Anderson, R. M. (2004). Empowerment and self-management of diabetes.
　　Clinical Diabetes, 22, 123-127.

石原俊一（2012）．タイプCパーソナリティと生活習慣における心理的健康への影響　人間科学研究，
　　34，55-62．

伊藤　裕（2003）．メタボリックドミノとは——生活習慣病の新しいとらえ方　日本臨床，61，1837-
　　1843．

神庭直子・松田与理子・柴田恵子・石川利江（2009）．成人アトピー性皮膚炎患者の望むソーシャルサ
　　ポート——サポート源別の構造の検討とサポートの評価に影響を及ぼす要因について——　健康
　　心理学研究，22，1-13．

片山富美代（2009）．病気適応と病気認知に関する研究動向とその課題　ヒューマン・ケア研究，10，
　　40-52．

Kernan, W. D., & Lepore, S. J. (2009). Searching for and making meaning after breast cancer:
　　Prevalence, patterns, and negative affect. *Social Science and Medicine,* 68, 1176-1182.

Kleinman, A. (1988). *The Illness narratives: Suffering, healing, and the human condition.* Basic
　　Books.（クラインマン，A. 江口重幸・五木田紳・上野　豪（訳）（1996）．病いの語り　慢性の病
　　いをめぐる臨床人類学　誠信書房）

小松浩子・川本利恵子（2014）．看護師に対する緩和ケア教育テキスト（改訂版）　公益社団法人　日
　　本看護協会

厚生労働省（2008）．生活習慣病eヘルスネット

Leventhal, H., Benyamini, Y., Brownlee, S. et al. (1997). Illness representations: Theoretical foun-
　　dations. In K. J. Petrie & J. A. Weinman (Eds.), *Perception of health and illness.* Routledge.
　　pp.19-45.

松田与理子・柴田恵子・神庭直子・石川利江（2009）．医療面接における患者コミュニケーション行動
　　モデルの検証　ヒューマン・ケア研究，10，12-22．

南村二美代（2014）．糖尿病の開示を視座にしたセルフマネジメント教育プログラムの検討：一事例を
　　とおして　大阪府立大学看護学部紀要，20，85-92．

岡田　浩（2015）．エンパワーメントを薬剤師にどう伝えるか YAKUGAKU ZASSHI, 135, 367-371.

岡崎研太郎（2015）．かなづちを捨てよ！　糖尿病エンパワーメントの理念とは YAKUGAKU

ZASSHI, 135, 351-355.

Sabate, E. (2003). *Adherence to long-term therapies: Evidence for action.* World Health Organization.

齋藤　瞳・林　容市・小山朝一 (2010)．生活習慣病の改善および予防に関わるパーソナリティ　日本パーソナリティ心理学会大会発表論文集，19，7-8.

坂田三允 (1987)．第4章　健康と病気の心理学　岡堂哲雄 (編)　病気と人間行動　中央法規出版　pp.145-194.

清野精彦 (2006)．急性心筋梗塞の発症から収容、診断過程における性差　性差と医療，3，935-941.

梅澤敦子・百々瀬いづみ・小林良子・清水真理・鈴木純子・森谷　潔 (2012)．メタボリックシンドローム予防・改善を目指すクリニック参加者における健康行動および心理的尺度値の変容と性格特性の関連　日本健康教育学会誌，20，99-110.

若林律子 (2015)．自己管理教育とアクションプラン　日本呼吸ケア・リハビリテーション学会誌，25，331-336.

山道　昇・保坂　隆 (2003)．乳癌患者の QOL に対するグループ介入療法　乳癌の臨床，18，220-226.

コラム8

清野純子・森　和代・井上真弓・石川利江 (2012)．看護師のレジリエンスに影響する要因の検討　日本ウーマンズヘルス学会誌，11，127-134.

コラム9

春木　豊・石川利江・河野梨香・松田与理子 (2008)．「マインドフルネスに基づくストレス低減プログラム」の健康心理学への応用　健康心理学研究，21，57-67.

Kabat-Zinn, J. (1990). *Full catastrophe living: Using the wisdom of your body and mind to face stress, pain, and illness.* Delta Trade Paperbacks. (カバットジン, J. 春木　豊 (訳) (2007). マインドフルネスストレス低減法　北大路書房)

勝倉りえこ・伊藤義徳・根建金男・金築　優 (2009)．マインドフルネストレーニングが大学生の抑うつ傾向に及ぼす効果：メタ認知的気づきによる媒介効果の検討　行動療法研究，35，41-52.

熊野宏昭 (2012)．マインドフルネスはなぜ効果を持つのか　心身医学，52，1047-1052.

熊野宏昭 (2016)．実践！マインドフルネス　今この瞬間に気づき青空を感じるレッスン　注意訓練 CD 付　株式会社サンガ

越川房子 (2016)．マインドフルネス瞑想の効果機序　貝谷久宣・熊野宏昭・越川房子 (編)　マインドフルネス──基礎と実践──　日本評論社　pp.82-113.

コラム10

Burns, J. W. (2006). The role of attentional strategies in moderating links between acute pain induction and subsequent psychological stress: Evidence for symptom-specific reactivity among patients with chronic pain versus healthy nonpatients. *Emotion,* 6, 180-192.

Dersh, J., Polatin, P. B., & Gatchel, R. J. (2002). Chronic pain and psychopathology: Research findings and theoretical considerations. *Psychosomatic Medicine,* 64, 773-786.

Dixon, K. E., Keefe, F. J., Scipio, C. D. et al. (2007). Psychological interventions for arthritis pain management in adults: A meta-analysis. *Health Psychology, 26,* 241-250.

Fordyce, W. (1973). An Operant conditioning method for managing chronic pain. *Postgrad. Med, 53,* 123-128.

熊澤孝朗 (1996). 痛み研究の最近の進歩　理学療法学, 23, 393-399.

Lethem, J. P. D., Slade, J. D. G., Troup. et al. (1983). Outline of a fear-avoidance model of exaggerated pain perception — I. *Behaviour Research and Therapy, 21,* 401-408.

Main, C. J., Keefe, F. J., Jensen, M. P. et al. (Eds.). (2015). *Fordyce's behavioral methods for chronic pain and illness.* Republished with invited commentaries. Wolters Kluwer, Philadelphia.

McCracken, L. M., & Eccleston, C. (2003). Coping or acceptance: what to do about chronic pain? *Pain, 105,* 197-204.

【第6章】

Ainsworth, M. D. S., Blehar, M. C., Waters, E. et al. (2015). *Patterns of attachment: A psychological study of the strange situation.* Psychology Press & Routledge Classic Editions.

Bowlby, J. (1969/1982). *Attachment and loss, Volume I Attachment.* Basic Books.（ボウルビィ, J. 黒田実郎・大羽　蓁・岡田洋子・黒田聖一 (訳) (1991). 母子関係の理論1──愛着行動──（新版）岩崎学術出版社）

衛藤　隆・近藤洋子・松浦賢長・倉橋俊至 (2011). 幼児健康度に関する継続的比較研究　平成22年度総括・分担研究報告書

遠藤利彦 (2007). アタッチメント理論とその実証研究を俯瞰する　数井みゆき・遠藤利彦 (編) アタッチメントと臨床領域　ミネルヴァ書房　pp.1-44.

Cicchetti, D., Rogosch, F. A., & Toth, S. T. (2006). Fostering secure attachment in infants in maltreating families through preventive interventions. *Development and Psychopathology, 18,* 623-649.

Erikson, E. H. (1950). *Childhood and Society.* New York: W. W. Norton.（エリクソン, E. H. 仁科弥生 (訳) (1977/1980). 幼児期と社会1・2　みすず書房）

Field, T., Seligman, S., & Scafidi, F. (1996). Alleviating posttraumatic stress in children following hurricane Andrew. *Journal of applied developmental psychology, 17,* 37-50.

服部伸一 (2012). 中学生の睡眠習慣と感情コントロールとの関連について　小児保健研究, 71, 420-426.

神山　潤 (2009). 日本の乳幼児の睡眠状況──国際比較調査の結果から──　小児保健研究, 68, 219-223.

亀井雄一・岩垂喜貴 (2012). 子どもの睡眠　保健医療科学, 61, 11-17.

厚生労働省 (2016). 乳幼児突然死症候群 (SIDS) について

Knutson, J. F. (1995). Psychological characteristics of maltreated children: Putative risk factors and consequences. *Annual Review of Psychology, 46,* 401-431.

股村美里・宇佐美慧・福島昌子・米原裕美 (2013). 中高生の睡眠習慣と精神的健康の変化に関する縦断的検討　学校保健研究, 55, 186-196.

Levy, T. M., & Orlans, M. (1998). *Attachment, trauma, and healing*. Child Welfare League of America. (リヴィー, T. M., オーランズ, M. 藤岡孝志・ATH 研究会（訳）(2005). 愛着障害と修復的愛着療法　ミネルヴァ書房)

Main, M, & Solomon, J. (1990). Procedures for identifying infants as disorganized/disoriented during the Ainsworth Strange Situation. In M. T. Greenberg, D. Ciccheitti & E. M. Cummings (Eds.), *Attachment in the preschool years: Theory, research, and intervention*. Chicago: University of Chicago Press. pp.121-160.

竹内　徹（1984）．母子相互作用と未熟児の親子関係　別冊発達　ミネルヴァ書房

田中哲郎（1997）．平成 9 年度厚生省心身障害研究　乳幼児死亡の防止に関する研究　総括研究報告

山口　創・山本晴義・春木　豊（2000）．両親から受けた身体接触と心理的不適応との関連　健康心理学研究, 13, 19-29.

コラム 11

中川信子（1998）．健診とことばの相談──1 歳 6 ヵ月健診と 3 歳児健診を中心に──　ぶどう社

コラム 12

加藤則子・柳川敏彦（編）（2010）．「ちょっと気になる」から「軽度発達障害」まで　トリプル P ～前向き子育て 17 の技術～　診断と治療社

Longford/Westmeath Parenting Partnership (2014). How we positively made it happen … *The verdict on Triple P Positive Parenting in Lingford Westmeath 2010-2013 Briefing report*.

森　和代・奥田訓子・鈴木文子・松田与理子・石川利江（2017）．子育てコーチングの効果の検討──幼児の母親を対象とした入門ワークショップの実践報告──　桜美林論考心理・教育学研究, 8, 19-28.

Sanders, M. R. (2008). Triple P-Positive Parenting Program as a public health approach to strengthening parenting. *Journal of Family Psychology, 22,* 506-517.

Wilson, K. R., Havighurst, S. S., & Harley, A. E. (2012). Tuning in to kids: An effectiveness trial of a parenting program targeting emotion socialization of preschoolers. *Journal of Family Psychology, 26,* 56-65.

コラム 13

伊東暁子・竹内美香・鈴木晶夫（2007）．幼少期の食事経験が青年期の食習慣および親子関係に及ぼす影響　健康心理学研究, 20, 21-31.

荒木みさこ・鈴木　平（2014）．通園児を子どもにもつ母親の調理に関する認知的評価が家庭の食育に与える影響　*Health and Behavior Sciences, 12,* 73-81.

【第 7 章】

Dodge, K. A. (1983). Behavioral antecedents of peer social status. *Child Development, 54,* 1386-1399.

土井隆義（2016）．いじめ問題はどう変わったのか──その歴史的変遷と社会的背景　臨床心理学, 16, 657-662.

Elias, M. J., Bruene-Butler, L., Blum, L., & Schuyler, T. (1997). How to launch a social and emotional learning program. *Educational Leadership, 54*, 15-19.

Erikson, E. H. (1950). *Childhood and Society*. New York: W. W. Norton. (エリクソン, E. H. 仁科弥生 (訳) (1977/1980). 幼児期と社会 1・2 みすず書房)

Gresham, F. M. (1986). Conceptual and definitional issues in the assessment of children's social skills: Implications for classifications and training. *Journal of Clinical Child Psychology, 15*, 16-25.

萩原俊彦 (2013). 児童期の社会性の発達 櫻井茂男・佐藤有耕 (編) スタンダード発達心理学 サイエンス社 pp.123-136.

Harter, S. (1999). *The construction of the self: A development perspective*. New York: Guilford Press.

波多野完治 (監) (1982). ピアジェ派心理学の発展 国土社

本間友巳 (2016). 不登校の今日的課題を問う 児童心理 2 月号特集, 20-25.

石黒良和・榎本玲子・山上精次・藤岡新治 (2016). 援助要請と生活適応感の関連性：自尊感情と他者軽視の観点から 専修人間科学論集. 心理学篇, 6, 31-40.

磯部美良 (2011). 「子どもたちの「関係性攻撃」を向社会的行動にかえていく」発達, 32, 26-33.

神奈川県 (2016). かながわの教育がめざすもの (かながわ教育ビジョン第 2 章)

Merrell, K. W., & Gimpel, G. (2014). *Social skills of children and adolescents: Conceptualization, assessment, treatment*. New York: Psychology Press.

文部科学省 (2009). 子どもの徳育に関する懇談会 3. 子どもの発達段階ごとの特徴と重視すべき課題

文部科学省 (2012). 小中連携、一貫教育の推進について

文部科学省 (2015). 公立小学校・中学校の適正規模・適正配置等に関する手引〜少子化に対応した活力ある学校づくりに向けて〜 (案)

文部科学省 (2016). 平成 27 年度「児童生徒の問題行動等生徒指導上の諸問題に関する調査」

文部科学省・厚生労働省 (2009). 保育所や幼稚園等と小学校における連携事例集

森 和代・阿部道代・神庭直子他 (2009). 児童を対象としたハッピークラスプログラム (対人関係能力促進支援) による介入実践の検討——QOL の変化について 桜美林論集, 36, 153-160.

森口 朗 (2007). いじめの構造 新潮社

内閣府 (2016). 平成 28 年版子ども若者白書

中村美詠子・近藤今子・久保田晃生他 (2010). 不登校傾向と自覚症状、生活習慣関連要因との関連——静岡県子どもの生活実態調査データを用いた検討 日本公衆衛生誌, 57, 881-890.

Rosenberg, M. (1965). *Society and the adolescent self-image*. New Jersey: Princeton University Press.

斎藤 環 (2016). 大人たちはなぜ「いじめ」に気づけないのか？ 臨床心理学, 16, 651-656.

シャルマ直美 (2016).「いじめ・自殺」予防教育の実際 臨床心理学, 16, 700-705.

園田雅代 (2007). 今の子どもたちは自分に誇りを持っているか——国際比較調査から見る日本の子どもの自尊感情 児童心理, 61, 2-11.

戸ヶ崎泰之・坂野雄二 (1997). 母親の養育態度が小学生の社会的スキルと学校適応におよぼす影響——積極的拒否型の養育態度の観点から—— 教育心理学研究, β 45, 173-182.

東京都教職員研修センター (2011). 子供の自尊情や自己肯定感を高めるための Q&A

渡辺弥生（2001）．VLFによる思いやり育成プログラム　図書文化社

コラム14

林　承弘（2015）．姿勢と子どもロコモ――子どもの体に異変あり　ことしの子ども最前線　特集論文
『子ども白書2015』日本子どもを守る会（編）本の泉社　pp.61-65.

コラム15

阿部　彩（2009）．日本の子どもの貧困：失われた「機会の平等」学術の動向，14，66-72.

阿部　彩（2011）．子ども期の貧困が成人後の生活困難（デプリベーション）に与える影響の分析　季
刊・社会保障研究，46，354-367.

厚生労働省（2013）．平成25年度国民生活基礎調査

お茶の水女子大学（2014）．平成25年度全国学力・学習状況調査（きめ細かい調査）の結果を活用し
た学力に影響を与える要因分析に関する調査研究

Oshio, T., Sano, S., & Kobayashi, M. (2010). Child poverty as a determinant of life outcomes:
Evidence from nationwide surveys in Japan. *Social Indicators Research*, 99, 81-99.

コラム16

中央教育審議会（2012）．共生社会の形成に向けたインクルーシブ教育システム構築のための特別支援
教育の推進（報告）

平岡篤武（2005）．児童虐待通告にみられる高機能広汎性発達障害を疑う相談事例　子どもの虐待とネ
グレクト，7，6-13.

門真一郎（1999）．発達障害と虐待――情緒障害児短期治療施設でのケア　世界の児童と母性，47，
32-34.

文部科学省（2013）．通常の学級に在籍する発達障害の可能性のある特別な教育的支援を必要とする児
童生徒に関する調査

尾野明未・茂木俊彦（2012）障害児を持つ母親の子育てストレスへの対処と社会的支援について――
多母集団同時分析による健常児との比較検討――　ストレス科学研究，27，23-31.

コラム17

文部科学省（2003）．在外教育施設安全対策資料【心のケア編】

文部科学省（2015）．中央教育審議会「チームとしての学校の在り方と今後の改善方策について（答
申）」

文部科学省・厚生労働省（2015）．「相談体制の充実」に関わる関係府省提出資料

【第8章】

尼崎光洋・煙山千尋（2016）．コンドームの使用回避のための言い訳がコンドームの使用行動に及ぼす
影響　愛知大学体育学論，23，1-12.

尼崎光洋・森　和代（2012）．Health Action Process Approachを用いた大学生のコンドーム使用行
動の検討　健康心理学研究，24，9-21.

Cialdini, R. B. (2008). *Influence: Science and practice*. 5th edition. Prentice Hall. （チャルディーニ，
R. B. 社会行動研究会（訳）（2014）．影響力の武器第3版　誠信書房）

Desmond, M. (1977). *Manwatching: A field guide to human behaviour*. London: Jonathan Cape Ltd.

（デズモンド, M. 藤田　統（訳）（1980）．マンウォッチング——人間の行動学——　小学館）

遠藤由美（2000）．青年の心理——ゆれ動く時代を生きる——　サイエンス社

Erikson, E. H. (1959). *Identity and the life cycle.* New York: International Universities Press, Inc.
（エリクソン, E. H. 西平　直・中島由恵（訳）（2011）．アイデンティティとライフサイクル　誠信書房）

Erikson, E. H. (1968). *Identity: Youth and Crisis.* New York: W. W. Norton & Company.（エリクソン, E. H. 岩瀬庸理（訳）（1973）．アイデンティティ——青年と危機　金沢文庫）

芳賀　繁（2007）．違反とリスク行動の心理学　三浦利章・原田悦子（編著）　事故と安全の心理学——リスクとヒューマンエラー——　東京大学出版　pp.8-22.

Havighurst, R. J. (1953). *Developmental tasks and education,* Chicago. IL: Chicago University Press.（ハヴィガースト, R. J. 荘司雅子（訳）（1958）．人間の発達課題と教育　牧書店）

樋口　進（2014）．ネット依存症から子どもを救う本　法研

五十嵐祐・吉田俊和（2003）．大学新入生の携帯メール利用が入学後の孤独感に与える影響　心理学研究, 74, 379-385.

今江秀和・鈴木健一（2013）．交通事故加害者となった学生への支援に関する一考察　学生相談研究, 34, 124-133.

石濱淳美（編）（1994）　新編セクソロジー辞典　メディカ出版

警察庁（2016）．平成27年における薬物・銃器情勢

木谷光宏（2005）．大学生の職業選択行動とライフスタイルに関する一考察——大学生の就職活動に関する実態調査を中心として——　政経論叢（明治大学政治経済研究所）, 73, 175-206.

北見由奈・清水安夫（2015）．青年期におけるケータイ依存傾向と対人関係の問題　日本学校メンタルヘルス学会第18回大会論文抄録集　pp.71

北見由奈・清水安夫・羽鳥健司（2013）．ソーシャルメディアの利用と友人関係との関連性および日常生活への影響について　日本健康心理学会第26回大会論文抄録集　pp.107

北見由奈・清水安夫・森　和代（2016）．ソーシャルメディアの使用時間と意思決定バランスとの関係　日本健康心理学会第29回大会論文抄録集　pp.33

熊谷信順（1992）．職業についての意志決定と職業ガイダンス　松本卓三・熊谷信順（編）　職業・人事心理学　ナカニシヤ出版　pp.62-73.

小松史旺・小林吉之・持丸正明・三林洋介（2015）．歩きスマホが反応時間および歩行動作に与える影響　人間工学, 51（特別号）, 178-179.

小竹正美（1988）．進路指導の諸活動　小竹正美・山口政志・吉田辰雄（編）　進路指導の理論と実践　日本文化科学社　pp.47-106.

厚生労働省（2010）．平成21年度「不慮の事故死亡統計」の概況

厚生労働省（2015）．平成26年人口動態統計月報年計（概数）の概況

松浦常夫（2006）．運転中のハザード知覚とリスク知覚の研究動向　実践女子大学人間社会学部紀要, 2, 15-40.

松本俊彦・尾崎　茂・小林桜児・和田　清（2010）．全国の精神科医療施設における薬物関連精神疾患の実態調査　平成22年度厚生労働科学研究費補助金（医薬品・医療機器等レギュラトリーサイエンス総合研究事業）分担研究報告書

文部科学省 (2008). 「ネット上のいじめ」に関する対応マニュアル・事例集 (学校・教員向け)

文部科学省 (2016). 平成27年度「児童生徒の問題行動等生徒指導上の諸問題に関する調査」(速報値) について

文部科学省 (2012). 薬物乱用防止教育に関する文部科学省の取組 薬物乱用対策推進地方本部全国会議資料

内閣府 (2010). 平成21年度インターネットによる「青少年の薬物乱用に関する調査」報告書

内閣府自殺対策推進室警察庁生活安全局生活安全企画課 (2015). 生活安全の確保に関する統計等 平成26年中における自殺の状況

中村 葵・村田 伸・飯田康平・井内敏揮・鈴木景太・中島 彩・中嶋大喜・白岩加代子・安彦鉄平・阿波邦彦・窓場勝之・堀江 淳 (2016). 歩きスマホが歩行に及ぼす影響について ヘルスプロモーション理学療法研究, 6, 35-39.

日本性教育協会 (編) (2013). 「若者の性」白書——第7回 青少年の性行動全国調査報告——

野津有司 (2011). 喫煙, 飲酒, 薬物乱用防止教育の充実・強化に向けて 小児科臨床, 64, 1505-1511.

呉鶴・山崎喜比古・川田智恵子 (1998). 日本における青少年の薬物使用の実態およびその説明モデルの検証 日本公衆衛生雑誌, 45, 870-882.

大澤香織 (2011). 交通事故被害者の心理的ストレスと対処可能感, および精神的健康との関連 東海学院大学紀要, 4, 149-153.

蓮花一己 (2000). 運転時のリスクテイキング行動の心理的過程とリスク回避行動へのアプローチ 国際交通安全学会誌, 26, 12-22.

Sheeran, P., Abraham, C., & Orbell, S. (1999). Psychosocial correlates of heterosexual condom use: A meta-analysis. *Psychological Bulletin, 125,* 90-132.

嶋根卓也 (2010a). 思春期の薬物乱用の現状と課題 思春期学, 28, 267-272.

嶋根卓也 (2010b). 薬物依存症の予防・防止の社会的取り組み 日本臨床, 68, 1531-1535.

嶋根卓也・三砂ちづる (2005). 青少年と薬物乱用・依存 保健医療科学, 54, 119-126.

総務省情報通信政策研究所 (2016). 平成27年情報通信メディアの利用時間と情報行動に関する調査報告書

総務省 (2014). 平成25年通信利用動向調査報告書

菅 睦雄 (2013). JEXの『ジャパン・セックス・サーベイ』からみる日本人の性行動の実態 第4稿 (修正版) リプロ・ヘルス情報センター

Super, D. E. (1957). *The psychology of careers: An introduction to vocational development.* New York, NY: Harper & Brothers. (スーパー, D. E. 日本職業指導学会 (訳) (1960). 職業生活の心理学——職業経歴と職業的発達—— 誠信書房)

高橋暁子 (2014). ソーシャルメディア中毒:つながりに溺れるひとたち 幻冬舎

和田 清・邱 冬梅・嶋根卓也・立森久照・勝野 眞 (2015). 飲酒・喫煙・薬物乱用についての全国中学生意識・実態調査 (2014年) 平成26年度厚生労働科学研究費補助金 (医薬品・医療機器等レギュラトリーサイエンス政策研究事業) 分担研究報告書

渡辺裕子 (2010). 大学生の現代的恋愛の諸相 (II) ——1990年代調査との比較—— 駿河台論叢, 41, 105-129.

吉本佐雅子・鬼頭英明・西岡伸紀（2014）．高校生の喫煙、飲酒、薬物乱用の実態と生活習慣に関する定点追跡調査研究——定点高校の生徒における平成23年度と平成25年度の調査について——新情報，102，1-9．

コラム 19

小関俊祐（2016）．教育領域における健康心理学によるエンパワメント——認知行動療法の視点から——*Journal of Health Psychology Research,* Special Issue29．

コラム 20

Arnett, J. J. (2000). Emerging adulthood: A theory of development from the late teens through the twenties. *American Psychologist,* 55, 469-480.

厚生労働省（2012）．平成24年国民健康・栄養調査

コラム 21

大谷信盛（2015）．ギャンブル依存者のタイプ分類と公共政策——グループ属性から効果的な依存問題対策を導く試み——　大阪商業大学アミューズメント産業研究所紀要，17，227-249．

田辺等（2014）．ギャンブル依存症　公衆衛生，78，462-466．

高田琢弘・湯川進太郎（2011）．大学生のギャンブル接触の実態とパーソナリティ特性　筑波大学心理学研究，42，35-41．

【第9章】

Allender, S., Hutchinson, L., & Foster, C. (2008). Life-change events and participation in physical activity: A systemic review. *Health Promotion International,* 23, 160-172.

青野敏博（1996）．更年期外来診療プラクティス——エキスパートがこたえる女性ホルモン補充療法Q&A　医学書院

Arbes, V., Coulton, C., & Beokel, C. (2014). Men's social connectedness. *Hall & Parners. Open Mind.*

Blanchflower, D. G., & Oswald, A. J. (2008). Is well-being U-shaped over the life cycle? *Social Science & Medicine,* 66, 1733-1749.

Burns, D. S., & Carpenter, J. S. (2012). Paced respiration for hot flashes? *The Female Patient,* 37, 38-41.

Erikson, E. H. (1982). *The Life Cycle Completed.* New York: W. W. Norton.

Etaugh, C. A., & Bridges, J. S. (2013). *Women's Lives: A Psychological Exploration.* New York: Pearson.

Fujihara, K., Igarashi, R., Yamamoto, M. et al. (2016). Impact of glucose tolerance status on the development of coronary artery disease among working-age men. *Diabetes & Metabolism,* DOI: 10.1016/j.diabet.

Halbesleben, J. R. B. (2010). A meta-analysis of work engagement: Relationships with burnout, demands, resources and consequences. In A. B. Bakker & M. P. Leiter (Eds.), *Work engagement: Recent developments in theory and research.* Psychology Press. pp.102-117.

Harvard Medical School (2002). *Menopause, managing the change of life.* Boston: Harvard Health

Publications.

Havighurst, R. J. (1972). *Developmental Tasks and Education*. London: Longman.

Hay, A. G., Bancroft, J., & Johnstone, E. C. (1994). Affective symptoms in women attending a menopause clinic. *British Journal of Psychiatry*, 164, 513-516.

Hendry, L. B., & Kloep, M. (2012). *Adolescence and adulthood: Transitions and transformations*. London: Palgrave Macmillan.

Hurrell, J. J., & McLaney, M. A. (1988). Exposure to job stress- A new psychometric instrument. *Scandinavian Journal of Work, Environment & Health*, 14 (supple.1), 27-28.

今野友美・堀内成子 (2013). 出産後の母親の精神的，身体的健康増進を目指すプログラムの評価，日本助産学会，27，83-93.

伊藤裕子・相良順子・池田政子 (2006). 多重役割に従事する子育て期夫婦の関係満足度と心理的健康——妻の就業形態による比較．聖徳大学研究紀要（人文学），17，33-40.

亀坂安紀子・田村輝之 (2016). 労働時間と過労死不安 ESRI Discussion Paper, 325.

桂　敏樹・松田一美・山崎真理他 (2005). 成人期から老年期までの体重曲線に関する追跡的研究——40万人の年齢コホートを用いた性・年齢階級別検討日健医誌，13，3-13.

川上憲人 (2014). 健康いきいき職場の条件（健康いきいき職場フォーラム編）健康いきいき職場づくり　生産性出版　pp.32-81.

黒川博史 (2013). 若年成人男性におけるメタボリックシンドローム予防のための運動の行動変容に関する文献学的考察　大阪医科大学看護研究雑誌，3，3-9.

経済産業省 (2016). 企業の「健康経営」外部ブック～連携・協働による健康づくりのすすめ～

厚生労働省 (2012). 平成24年労働者健康状況調査

厚生労働省 (2013). 平成25年労働安全衛生調査

厚生労働省 (2014). 平成26年国民健康・栄養調査

厚生労働省 (2015). 平成27年度雇用均等基本調査

Lachman, M. E., Teshale, S., & Agrigoroaei, S. (2015). Midlife as a pivotal period in the life course: Balancing growth and decline at the crossroads of youth and old age. *International Journal of Behavioral Development*, 39, 20-31.

Larkin, M. (2013). *Health and well-being across the life course*. London: SAGE.

Larson-Meyer, E. D. (2001). Effect of a postpartum exercise on mother and their offspring: A review of the literature. *Obesity Research*, 10, 841-853.

松田与理子・石川利江 (2012). 組織内自尊感情と従業員 Well-Being との関連　ストレス科学研究，27，40-48.

小田切優子 (2010). 仕事の心理社会的ストレスとメタボリックシンドローム　ストレス科学研究，25，19-22.

岡本祐子 (2002). アイデンティティ生涯発達論の射程　ミネルヴァ書房

大野弘恵 (2008). 産後のうつ状態に関する研究（第1報）愛知医科大学看護学部紀要，7，1-13.

Richardson, K. M., & Rothstein, H. R. (2008). Effects of occupational stress management intervention programs: A meta-analysis. *Journal of Occupational Health Psychology*, 13, 69-93.

Robinson, O. (2013). *Development through adulthood*. London: Palgrave Macmillan.

労働政策研究・研修機構（2012）．第2回就業実態に関する調査結果

Schaufeli, W. B., Salanova, M., Gonzalez-Roma. et al. (2002). The measurement of engagement and burnout: A confirmative analytic approach. *Journal of Happiness*, 3, 71-92.

Sternfeld, B., & Dugan, S. (2011). Physical activity and health during the menopausal transition. *Obstetrics and Gynecology Clinics of North America*, 38, 537-566.

Suto, M., Isogai, E., Mizutani, F. et al. (2016). Prevalence and factors associated with postpartum depression in fathers: A regional, longitudinal study in Japan. *Research in Nursing & Health*, 39, 253-262.

Takeda, F., Noguch, H., Monma, T. et al. (2015). How possibly do leisure and social activities impact mental health of middle-aged adults in Japan?: An evidence from a national longitudinal survey. *PLOS ONE* 10.doi:10.137.

田熊昭江・伊藤裕子（2008）．多重役割に従事する女性の心理的健康　文京学院大学人間学部研究紀要，10，121-135.

玉田太郎・岩崎寛和史（1995）．本邦女性の閉経年齢　日本産婦人科学会雑誌，47，947-952.

Weitzman, M., Rosenthal, D. G., & Liu, Y-H. (2011). Paternal depressive symptoms and child behavioral or emotional problems in the United States. *Pediatrics*, 128, 1-9.

コラム22

Beck, A. T. (1983). *Cognitive therapy of depression: New perspectives*. Raven Press.

厚生労働省（2004）．心の健康問題により休業した労働者の職場復帰支援の手引き　労務研究，57，2-16.

労働政策研究・研修機構（2013）．メンタルヘルス、私傷病などの治療と職業生活の両立支援に関する調査

コラム24

古市裕一（2012）．大学生の職業忌避的傾向と自己効力感および就業不安　岡山大学大学院教育学研究科研究集録，151，43-50.

内閣府男女共同参画推進局　（2013）．男女共同参画推進白書　第3節女性のライフステージと就労

総務省（2012）．平成23年社会生活基本調査

横浜市男女共同参画推進協会（2016）．女性のための学び直しプログラムガイドブック

コラム25

国立社会保障人口問題研究所（2015）．第15回出生動向基本調査

齋藤秀和（2016）．平成27年度倫理委員会　登録・調査小委員会報告（2014年分の体外受精・胚移植等の臨床実施成績）　日産婦誌，68，2077-2122.

【第10章】

デーケン, A. (1986)．死への準備教育　第一巻　死を教える　メジカルフレンド社

Erikson, E. H. (1950). *Childhood and Society*. New York: W. W. Norton.

長谷川和夫・賀集竹子（1975）．老人心理へのアプローチ　医学書院

Havighurst, R. J. (1953). *Human Development and Education*. New York: Longmans. （ハヴィガー

スト，R. J. 荘司雅子（監訳）（1995）．人間の発達課題と教育　玉川出版）

藺牟田洋美・安村誠司・安彦忠之（2004）．準寝たきり高齢者の自立度と心理的 QOL の向上を目指した Life Review による介入プログラムの試行とその効果　日本公衆衛生雑誌，51，471-482．

井上勝也・長嶋紀一（1980）．老年心理学　朝倉書店

鎌田ケイ子（2015）．高齢者（老年期）とは何か　鎌田ケイ子・川原礼子（編）　老年看護学概論・老年保健　メジカルフレンド社　pp.2-38．

厚生労働省（2013）．簡易生命表

内閣府（2012）．平成 24 年版高齢社会白書

内閣府（2015）．平成 27 年版高齢社会白書

Rowe, J. W., & Kahn, R. L. (1987). Human aging: Usual and successful. *Science,* 237.

柴田　博（2012）．健康とサクセスフル・エイジング　森　和代・石川利江・茂木俊彦（編）　よくわかる健康心理学　ミネルヴァ書房　pp.198-199．

下仲順子（1998）．老年心理学研究の歴史と研究動向　教育心理学年報，37，129-142．

杉澤秀博（2005）．サクセスフル・エイジングをめぐる論点の整理　老年社会科学，27，152．

田高悦子・金川克子・天津栄子他（2005）．認知症高齢者に対する回想法の意義と有効性：海外文献を通して　老年看護学：日本老年看護学会誌，9，56-63．

コラム 26

田中康裕・鈴木　毅・松原茂樹他（2007）．コミュニティ・カフェにおける『開かれ』に関する考察──主（あるじ）の発言の分析を通して──　日本建築学会計画系論文集，614，113-120．

コラム 27

内閣府（2023）．高齢社会白書（令和 5 年版）　日経印刷

日本神経学会（2017）．認知症疾患診療ガイドライン 2017　医学書院

厚生労働省（2015）．認知症施策推進総合戦略（新オレンジプラン）──認知症高齢者等にやさしい地域づくりに向けて──

コラム 28

Bennett, D. H., Coleman, A. E., Parry, C. et al. (2010). Health coaching for patients with chronic illness. *Family Practice Management,* 17, 24-29.

Engel, L., & Lindner, H. (2006). Impact of using a pedometer on time spent walking in older adults with type 2 diabetes. *Diabetes Education,* 32, 98-107.

Palmer, S. (2003). Health coaching to facilitate the promotion of healthy behavior and achievement of health-related goals. *International Journal of Health promotion & Education,* 41, 91-93.

Seligman, E. P. M. (2007). Coaching and positive psychology. *Australian Psychologist,* 42, 266-267.

Turner, B. J, Weiner, M, Berry, S. D. et al. (2008). Overcoming poor attendance to first scheduled colonoscopy: A randomized trial of peer coach or brochure support. *Journal of General Internal Medicine,* 23, 58-63.

コラム 29

吉野相英（2008）．老年期のアルコール問題　竹井謙之（編）　別冊・医学のあゆみ　アルコール医学・医療の最前線　医歯薬出版株式会社　pp.137．

索　引

▶アルファベット

ABC 理論　9
ADHD　101
ADL（日常生活活動）　149
AIDS／HIV　106
BMI　23
COPD　67
DARC　114
DV　138
EAP　136
HAPA（健康行為過程アプローチ）　20
HBM（健康信念モデル）　14
LOC（統制の所在）　50
NIOSH 職業性ストレスモデル　125
NK 細胞　54
PFA（サイコロジカル・ファーストエイド）
　28
PHW　128
PMS　30
Precede-Proceed Model　5
PTSD（心的外傷後ストレス障害）　28, 78
QOL　91, 93, 131
SEL（社会性と情動の学習）　96
SIDS　80
SST（社会的スキル訓練）　51, 89, 119
TPB（計画的行動理論）　16
TTM（トランスセオレティカル・モデル）
　17, 131

▶あ行

愛着障害　78
アイデンティティ拡散　104
アイデンティティ達成　104
アイデンティティ探索　120
アイデンティティの再構築　124
悪性新生物（がん）　21
アクティベーション　53
アサーション　126
　──トレーニング　136
遊び　150

アドヒアランス　60, 152
アドレナリン　42, 52
アルコール依存症　153
生きがい　145, 150
育児不安　128
イクメンプロジェクト　29, 129
意思決定バランス　20
いじめ　93, 102
一次予防　22, 55, 69, 126
遺伝性因子　68
居場所　115
インクルーシブ　101
飲酒　114, 120, 145, 153
インスリン　67
インターネット　108
ウェルビーイング　100, 133, 152
運動習慣　24, 68, 99, 130
栄養バランス　137
エストロゲン　30, 131
エンパワーメント　28, 62
オペラント（道具的）条件づけ　10, 72
恩恵　20

▶か行

介護　146
回想法　149
核家族化　118
学習　116
家族支援　56
家族療法　56
課題セルフエフィカシー　20
カタルシス効果　86
合併症　67
空の巣症候群　134
がん　63
環境因子　68
観察学習　11
緩衝効果　50
過労死・過労自殺　125
喫煙　22, 114
キッズコーディネーショントレーニング　99

基本的信頼　73
基本的生活習慣　84
虐待　100, 138
キャリア形成・発達　134
ギャンブル依存症　121
休職者　136
教育支援センター　92
虚血性心疾患　66
グラウンデッド・セオリー・アプローチ　36
グループ療法　64
月経周期　30
健康いきいき職場モデル　128
健康経営　128
健康行動　13
　――モデル　13
健康寿命　22, 144
健康心理アセスメント　31
健康日本21（第二次）　3, 22, 24, 26, 63
攻撃性　90
行動的プロセス　18
行動のきっかけ　15
高度生殖補助医療　139
更年期　131
幸福感　97
高齢者　150
コーチング　85, 152
コーチング心理学　152
呼吸法　64
子育て　130
　――支援　98
　――世代包括支援センター　85
個体発達分化の図式　8
骨粗しょう症　69, 99, 131
コミュニティ・カフェ（CC）　150
孤立防止　134
コンドーム　107

▶さ行

再就職　138
サクセスフル・エイジング　133, 147
参加観察　33
産後うつ　128
三次予防　22, 69, 126
シートベルト　112

自我の統合　141
自己決定　139
自己肯定感　84, 100, 138
自己効力感　15, 20, 49
　――（セルフエフィカシー）理論　15
自己実現　139
　――課題　145
自己調節モデル　59
自殺率　133
自然観察　33
自尊感情　89, 91, 97, 102, 114, 118, 125, 129
実験観察　33
失敗回避傾向　12
疾病誘発パーソナリティ　48
質問紙法　36
自閉症スペクトラム障害　101
社会関係　150
社会的孤立　151
社会の再適応評価尺度　44
社会的サポート　55
社会的スキル　51, 89, 96, 116, 119
社会的不利　101
社会的役割　153
集団適応　90
修復的愛着療法　78
終末　148
就労支援プログラム　138
主観的疾病重篤性　15
主観的障害　15
主観的罹患可能性　15
主観的利得　15
障がい　70
情緒的コーピング　126
情動焦点型対処　46
小児肥満　99
食育　86
職業生活　123
職業性ストレス　125
食行動　22
職場復帰支援　136
女性年齢　30
自律神経系活動　39
自律性　74
自立　112, 120

索　　引　175

新オレンジプラン　151
心疾患　21
心身一如　4
人生 90 年時代　144
身体活動　22, 130
　　——不足　24
身体的虐待　76
親密性　123
心理教育　56
心理社会的危機　8, 87, 104, 123, 124, 141
心理的ウェルビーイング　125, 129
心理的虐待　76
睡眠　22
睡眠リズム　79
スクリーニング　28
スクールカウンセラー　93, 102
スクールカウンセリング　102
スクールカースト　94
スクールソーシャルワーカー　93
ステージ理論　18
ストレス関連疾患　52
ストレス対処（コーピング）　46
ストレスチェック　55
　　——制度　125
ストレスの認知的評価モデル　45
ストレスの発散　112
ストレス反応　42, 55
ストレスマネジメント　53, 102, 116, 133
ストレス免疫訓練法　126
ストレス要因　55
ストレッサー　41, 68, 70
ストレンジ・シチュエーション　75
スピルオーバー　29
スポーツ障害　99
スマホ　108, 109, 110
生活習慣　1, 92, 100
　　——因子　68
　　——病　21, 57, 130, 146
生活満足度　133, 134
生活リズム　82, 136
性感染　106
　　——症　106
正規雇用　138
性行動　105

成人形成期　120
性的虐待　76
生物医学モデル　3
生物心理社会モデル　3
性別役割分業　128
生命の尊厳　118
セクシュアル・ハラスメント　138
世代性　124
セルフケア　30, 55, 136
セルフマネジメント教育　62
喪失体験　144
相対的貧困率　100
組織内自尊感情　126
ソーシャルサポート　50, 86
ソーシャルネットワーク　120, 133
ソーシャルメディア　108

▶た行

体温調節機能　142
体外受精　139
第 38 部門　4
体制運動神経系活動　39
第二次性徴　87, 103
タイプ A 行動パターン（パーソナリティ）
　　48, 65
タイプ B 行動パターン　48
タイプ C 行動パターン（パーソナリティ）
　　49, 62
タイプ D 行動パターン　49
タイムマネジメント　126
達成傾向　12
タッチング　78
多理論統合モデル　18
男女共同参画　129
地域支援　150
チーム学校　102
中枢神経系活動　39
超高齢社会　147
調査的面接法　35
長時間労働　125
直接効果　50
デイケア　147
デイサービス　147
定年退職　144

デイリーハッスル　44
テキストマイニング　36
動機づけ　11
闘争―逃走反応　42
糖尿病　67
動脈硬化　65
特定健康診断　69
特別支援教育　101
トリプルP　85

▶な行

二極化　99
二次予防　22, 69, 126
日本健康心理学会　5
人間関係　151
認知　116
認知行動的アプローチ　126
認知行動療法　56, 64, 72, 119, 136
認知再構成法　126
認知症高齢者　151
認知症サポーター　151
認知的プロセス　18
妊よう能　139
ネグレクト　76, 151
ネット依存症　109
ネット攻撃　93
ネット上のいじめ　108
脳血管疾患　21, 65
ノルアドレナリン　52

▶は行

肺炎　21
バイオフィードバック　72, 126
発達課題　84, 124
発達障害　88, 101
発達相談　84
発達段階理論　73
発達評価　84
ハーディネス　49
バリア・セルフエフィカシー　20
晩婚化　120
晩産化　120
汎適応症候群　42
ピアサポート　131

非行　100
悲嘆教育　149
避妊　139
肥満　23, 57
病気適応　59
病気認知　60
負担　20
不登校　70, 90, 102
不妊　139
フリースクール　90
不慮の事故　111
フレイル　150
プロゲステロン　30
ペアレンティング　85
閉経　131
変容ステージ　18
変容プロセス　18
ポジティブ感情　54, 125, 129
ポジティブ思考　54
ポジティブメンタルヘルス　126
ホスピタリズム　73
ボディワーク　71
ホメオスタシス　142
ホルモン補充療法　131

▶ま行

マインドフルネス　71, 72
マインドフルネス・ストレス低減法　53, 71
マインドフルネス瞑想　71
マインドフルネス・メディテーション療法　64
マタニティ・ハラスメント　138
瞑想法　126
メタボリックシンドローム　57, 99, 125, 130
メタボリックドミノ　57
メンタルヘルス　125, 137
　　　──不調　55, 56, 121, 136
モラール　148
問題解決技法　126
問題解決訓練　119
問題焦点型対処　46

▶や行

薬物乱用　113
役割喪失　144

索　引　177

遊戯療法　78
ユーモア　54
ヨガ　64
余暇活動　133

▶ら行

ライフイベント　44
ライフスタイル　86, 120, 138
ライフストーリー　134
ラインケア　55
楽観主義　49
楽観性　54, 126
リスクテイキング　111, 121
リスク要因　21, 23
リストカット　102

リハビリテーション　149
リラクセーション　53, 72, 126
リワークプログラム　136
臨床的面接法　34
レジリエンス　50, 70, 117
レスペラント反応　10
レスポンデント（古典的）条件づけ　10
レディネス　17
老老介護　146
ロコモティブシンドローム　99
ロールプレイ　116

▶わ行

ワーク・エンゲイジメント　126
ワーク・ライフ・バランス　29

執筆者一覧 （五十音順、＊は監修者・編著者）

東　陽子 ································ かえるメンタルクリニック　公認心理師

阿部道代 ······································ 株式会社 LITALICO

尼崎光洋 ···························· 愛知大学地域政策学部　教授

荒木みさこ ···························· 江戸川大学　非常勤講師

池田美樹 ···················· 桜美林大学リベラルアーツ学群　准教授

＊石川利江 ···················· 桜美林大学大学院心理学研究科　教授

井上直子 ···················· 桜美林大学大学院国際学術研究科　教授

井上真弓 ························ 元松蔭大学看護学部　教授

上田邦枝 ········ 昭和大学助産学専攻科および保健医療学部看護学科　教授

上野雄己 ···· 東京大学大学院教育学研究科附属学校教育高度化・効果検証センター　特任助教

江藤　佑 ···················· 相模原・町田大学地域コンソーシアム

大野順子 ························ 東京家政大学看護学科　准教授

奥田訓子 ···················· 桜美林大学総合研究機構　特任講師

尾野明美 ···················· 帝京科学大学教育人間科学部　教授

片山富美代 ···················· 桐蔭横浜大学現代教養学環　教授

河野梨香 ················ 桜美林大学リベラルアーツ学群　非常勤講師

神庭直子 ···················· 桜美林大学健康福祉学群　助教

北岸有子 ···················· 心理支援オフィスさくらてーぶる　代表

北見由奈 ·············· 湘南工科大学総合文化教育センター　准教授

久保義郎 ···················· 桜美林大学健康福祉学群　教授

煙山千尋 ···················· 岐阜聖徳学園大学教育学部　准教授

小関俊祐 ···················· 桜美林大学リベラルアーツ学群　准教授

塩澤史枝（しおざわふみえ）	桜美林大学大学院健康心理学専攻修士課程修了
柴田恵子（しばたけいこ）	元純真学園大学保健医療学部看護学科 教授
鈴木文子（すずきあやこ）	聖隷クリストファー大学社会福祉学部 准教授
鈴木平（すずきたいら）	桜美林大学大学院心理学研究科 教授
清野純子（せいのじゅんこ）	帝京科学大学医療科学部看護学科 教授
代島奈穂子（だいじまなおこ）	東京都スクールカウンセラー 湘南鎌倉医療大学学生相談室
太幡藍（たばたあい）	桜美林大学大学院健康心理学専攻修士課程修了
種市康太郎（たねいちこうたろう）	桜美林大学リベラルアーツ学群 教授
中島健介（なかじまけんすけ）	栗田工業 株式会社
永田一誠（ながたいっせい）	社会福祉法人どろんこ会 運営1部1課 課長
野村知子（のむらともこ）	桜美林大学健康福祉学群 教授
坂東美知代（ばんどうみちよ）	東京女子医科大学看護学部 准教授
＊松田与理子（まつだよりこ）	桜美林大学健康福祉学群 教授
＊森和代（もりかずよ）	桜美林大学 名誉教授
山口一（やまぐちはじめ）	桜美林大学健康福祉学群 教授
山口創（やまぐちはじめ）	桜美林大学リベラルアーツ学群 教授
割田修平（わりたしゅうへい）	どりいむ 代表

ライフコースの健康心理学

2017年3月30日　初版第1刷発行	＊定価はカバーに
2024年3月25日　初版第3刷発行	表示してあります

監修者　　森　　和　代©

編著者　　石　川　利　江

　　　　　松　田　与　理　子

発行者　　萩　原　淳　平

発行所　株式会社　晃　洋　書　房

〒615-0026　京都市右京区西院北矢掛町7番地

電　話　075(312)0788番(代)

振替口座　01040-6-32280

装丁　もろずみ　としよ　　　印刷・製本　創栄図書印刷(株)

ISBN978-4-7710-2887-6

JCOPY 〈(社)出版者著作権管理機構 委託出版物〉

本書の無断複写は著作権法上での例外を除き禁じられています.
複写される場合は,そのつど事前に,(社)出版者著作権管理機構
(電話 03-5244-5088, FAX 03-5244-5089, e-mail: info@jcopy.or.jp)
の許諾を得てください.